Ich widme dieses Buch meinen Enkelkindern Sophia,
Tobias und Ylvi, für die ich mir ein Leben auf einer
gesunden Erde wünsche.

© Copyright 2022, Breitenseher Publisher, Gymnasiumstraße 3/1, 3580 Horn, Österreich, www.breitenseher.eu

Projektmanagement: Breitenseher Publisher, 3580 Horn

Satz & Redaktion: Breitenseher Publisher, Iris Breitenseher, Doris Mayerhofer, 3580 Horn

Konzept: Martin & Iris Breitenseher, 3580 Horn

Cover & Layout: Udo Kipper, 64283 Darmstadt, www.kipper-gestaltung.de

Lektorat: Johannes Flörsch, 94447 Plattling, www.wortport.de

Druck: Ferdinand Berger & Söhne Ges. m. b. H., 3580 Horn

1. deutsche Auflage, Mai 2022

ISBN: 978-3-902933-85-0

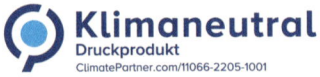

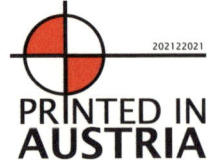

Martin Breitenseher

Umwelt & Medizin
Ein lebensrettender Vergleich?

INHALT

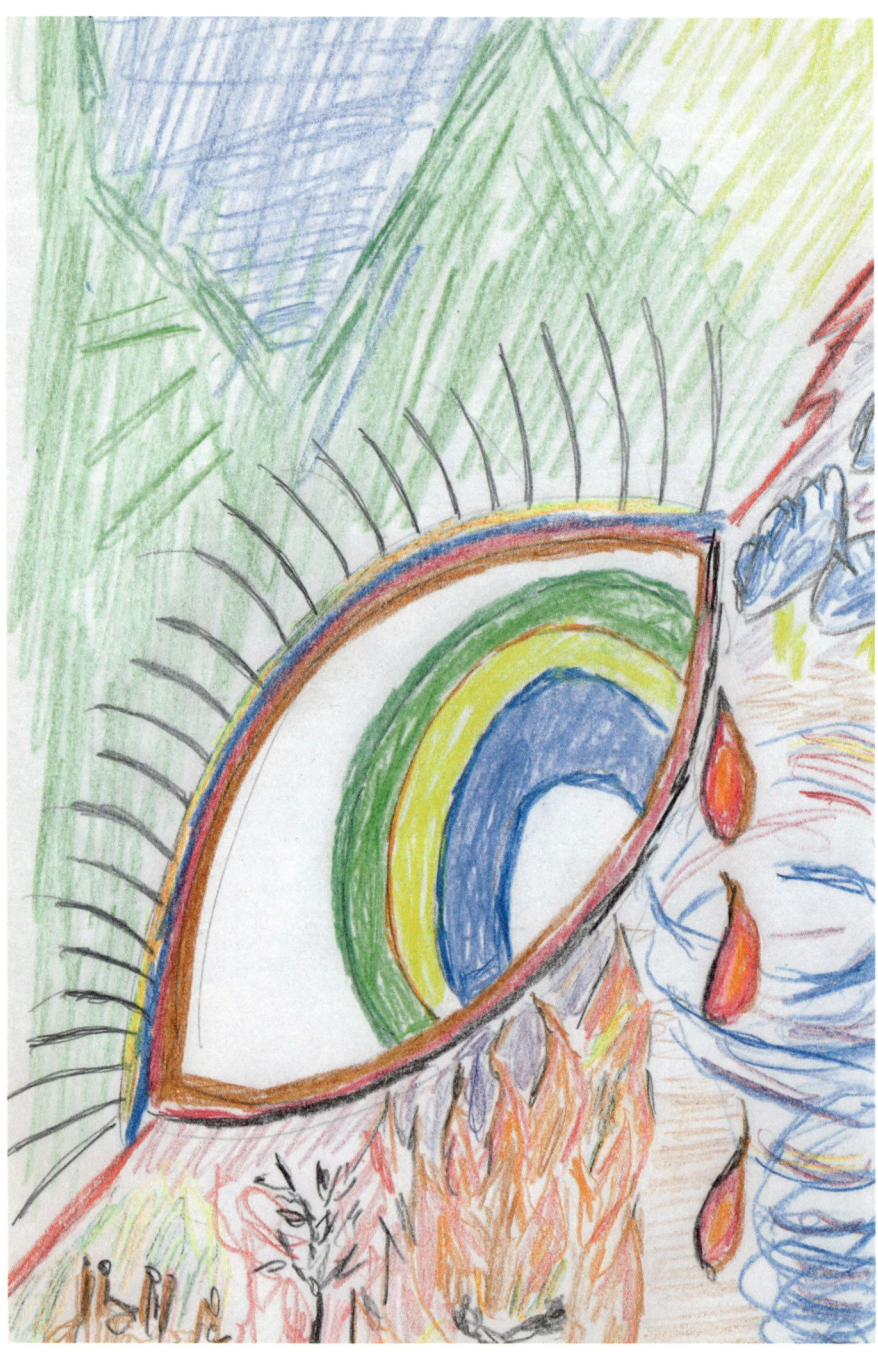

VORWORT

U mwelt und Mensch sind komplexe Organismen – beide können sich in einem gesunden oder einem kranken Zustand befinden. Im Fall einer Krankheit zeigen sie Muster, die zahlreiche Ähnlichkeiten aufweisen und deshalb verglichen werden können.

Warum sind Erderwärmung und Fieber nicht die korrekte Gegenüberstellung? Warum ist eine wesentlich gefährlichere Erkrankung für diesen Vergleich besser geeignet? (Kapitel 1, 2 und 3)

Warum gibt es überhaupt noch Abfall, wo uns die Natur doch vormacht, wie es vollständig anders und besser geht? (Kapitel 4)

Warum wird ein krankhaftes Essverhalten nicht nur als Suizid mit Messer und Gabel bezeichnet, sondern als erweiterter Selbstmord oder Mord an der Umwelt? (Kapitel 5)

Warum zerstört ein Urlaubsverhalten die eigene Gesundheit und die der Umwelt? Und welche Krankheit hält diesem Vergleich stand? (Kapitel 6)

Wo haben die Zerstörung von Artenvielfalt und Lebewesen in einer lebensgefährlichen Erkrankung des Menschen ihr Abbild? (Kapitel 7)

Gibt es für den Krieg eine Erkrankung, die schrecklich genug ist, um mit ihm verglichen zu werden? (Kapitel 8)

Aufklärung und Beipackzettel gelten für jedes noch so kleine Medikament, nicht aber für die mächtige Bedrohung der Umwelt. (Kapitel 9 und 10)

Die Hoffnung des Buches (und somit auch des Autors) liegt darin, mit neuen, vielleicht überraschenden Einsichten, Zusammenhängen und Erkenntnissen die Krankheiten der Umwelt besser zu diagnostizieren und zu behandeln und damit zur Gesundung des Menschen beizutragen.

Horn, im April 2022
Univ. Prof. Dr. Martin Breitenseher, M.Sc.
Allgemeinmediziner, Univ.-Prof. für Radiologie und Umweltarzt

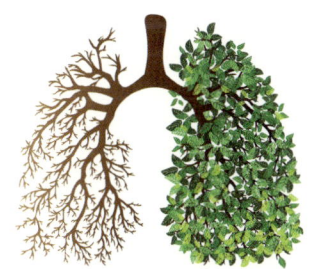

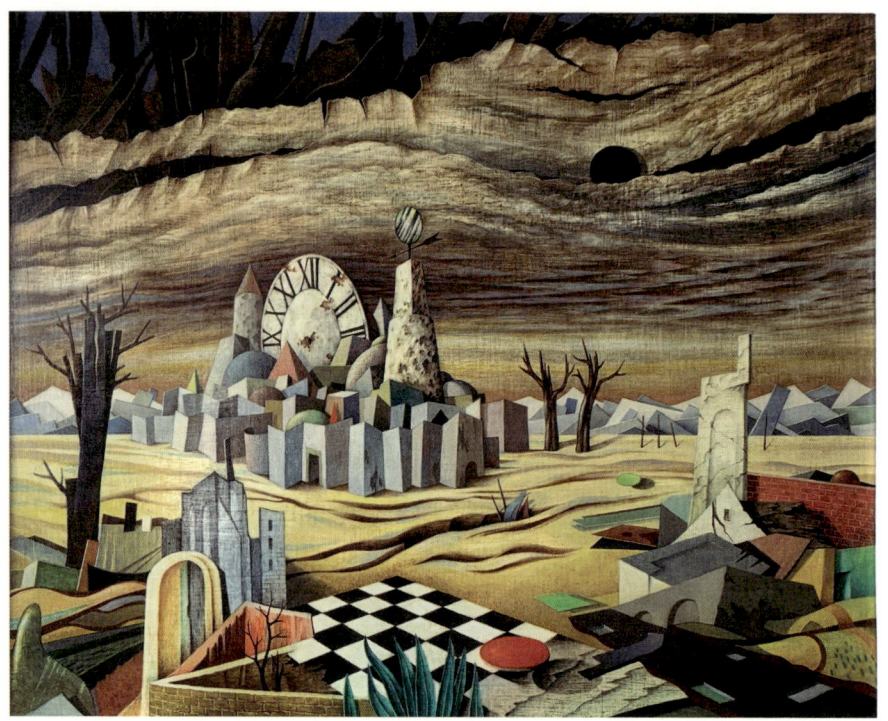

Bildliche Darstellung „Fröhlicher Untergang", 1993, als „Alternativkonzept" einer raschen Diagnose und Therapie der Erderwärmung (zur Verfügung gestellt von Prof. Mag. Oswald Liebhart).

Fieber oder maligne Hyperthermie & Erderwärmung

01

Was für die Erde und den Umweltschutz die Erderwärmung, das ist für den Menschen das Fieber. Der menschliche Organismus hat sich über viele Millionen Jahre gemeinsam mit der Erde entwickelt. Eine normale Betriebstemperatur des menschlichen Körpers liegt bei etwa 36° C. Diese Temperatur verhält sich bei allen Menschen gleich und bei den Säugetieren sehr ähnlich. Bei einem mäßigen Temperaturanstieg auf 37° C oder 38° C fühlt sich der Mensch krank. Meist reicht dann eine Bettruhe aus, um wieder gesund zu werden. Steigt die Temperatur auf 39° C oder 40° C, handelt es sich um ein beträchtliches Fieber. Ein solches Fieber gehört meist behandelt. Steigt die Temperatur um mehr als 3,5° C auf insgesamt über 40° C an, besteht Lebensgefahr für die erkrankte Person. Mit 41° C oder 42° C wird ein Überleben nicht mehr möglich sein.[1]

Ähnlich verhält es sich mit der Erde. Die Temperatur der Erde war über viele Millionen Jahre konstant. Diese Kontinuität wurde durch Eis- und Warmzeiten unterbrochen. So betrug die durchschnittliche

Erdtemperatur in der letzten Eiszeit 7,8° C, in der vorindustriellen Zeit lag diese bei ca. 11,8° C, im 20. Jahrhundert bei 13,9° C und jetzt bei ca. 15° C.[2] Vielfach wird eine Erhöhung um 1,5° C oder 10% als kritische Grenze angesehen, bezogen auf das 20. Jahrhundert. Neben der Höhe der Temperatur ergibt sich auch aus der Geschwindigkeit des Anstiegs ein wichtiger Punkt. Vergleicht man die natürlichen Temperaturschwankungen der Erdgeschichte, so verläuft die aktuelle Erhöhung der Temperatur hundertmal so schnell wie die schnellste natürliche Temperaturänderung.[3, 4] Eine neue Eiszeit ist frühestens in 15.000 Jahren möglich. Die kalkulierte Abkühlung liegt bei 0,12 Kelvin pro Jahrtausend.[5-7] Dies bedeutet, dass sich die schnellste natürliche Temperaturerhöhung vergleichsweise im Schritttempo oder mit 4 km/h verändert hat. Der jetzige, im Wesentlichen vom Menschen bestimmte Temperaturanstieg verläuft jedoch vergleichsweise wie ein Überschallflugzeug mit über 1.000 km/h. Erlaubt die Geschwindigkeit des Gehens einen kurzen Bremsweg oder eine rasche Umkehr, so ist dies bei Überschallgeschwindigkeit deutlich schwieriger.

Fiebererkrankungen sind meist harmlos und die erkrankte Person wird wieder gesund. Aber es gibt auch eine Fiebererkrankung mit tödlichem Ausgang: „Maligne Hyperthermie"[8] genannt. Sie wird übersetzt als „bösartige, extreme Temperaturentgleisung" beschrieben. Die Maligne Hyperthermie kommt sehr selten vor und wird durch Medikamente ausgelöst, die bei der Narkose eingesetzt werden.[9] Auch hier kann der Temperaturanstieg extrem rasch verlaufen, bis zu einem Grad pro fünf Minuten. Entscheidend ist eine rasche Diagnose, denn nur so ist eine optimale Therapie und ein Überleben möglich. Wird die Erkrankung nicht oder verschleppt diagnostiziert, dann gibt es keine oder eine verzögerte Behandlung und es kommt nicht zum maximalen Einsatz aller therapeutischen Möglichkeiten. Die Folgen sind katastrophal für einen bis vor kurzem gesunden Menschen.

Besagtes gilt genauso für die Erde. Im Begriff „Erderwärmung" steckt eine verharmlosende und falsche Diagnose. Die richtige Diagnose lautet, dass die Erde an „Maligner Hyperthermie" leidet und dass nur eine sofortige und maximale Therapie ein Überleben sichern kann.

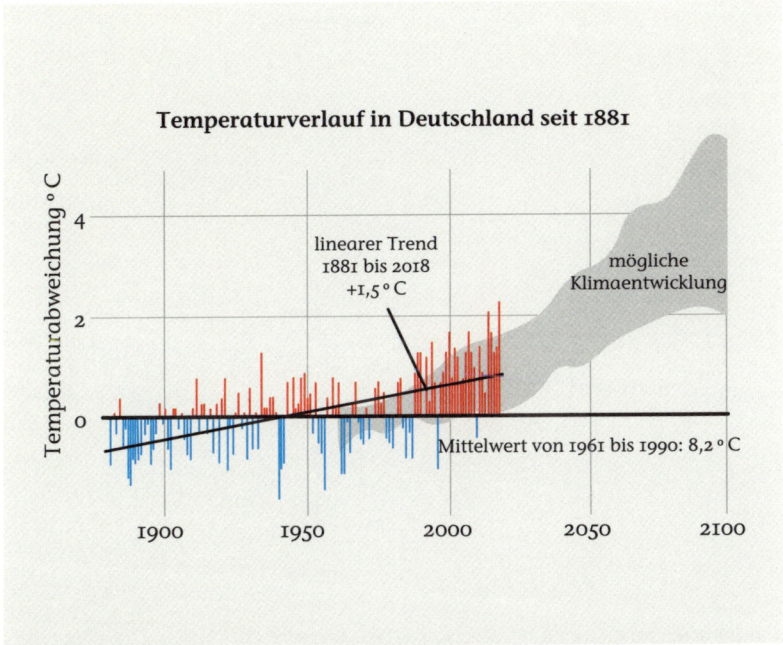

Temperaturverlauf in Deutschland seit 1881 und Darstellung der möglichen Klimaentwicklung bis 2100. Die roten und blauen Balken zeigen die Messwerte der Jahresmitteltemperaturen in Deutschland bis zum Jahr 2018. Der lineare Trend ergibt eine Erwärmung von 1,5° C (schwarze Linie). Der graue Bereich markiert eine mögliche Klimaentwicklung bis 2100 basierend auf einer Vielzahl von Klimamodellberechnungen (gemäß dem Szenario „A1B" des „Intergovernmental Panel on Climate Change – IPCC"). Der Zeitraum zwischen 1961 und 2018 wurde mit Modellrechnungen und realen Messungen verglichen. Aufgrund der daraus resultierenden Erkenntnisse ist der dargestellte zukünftige Verlauf als relativ zuverlässig anzusehen.[10]

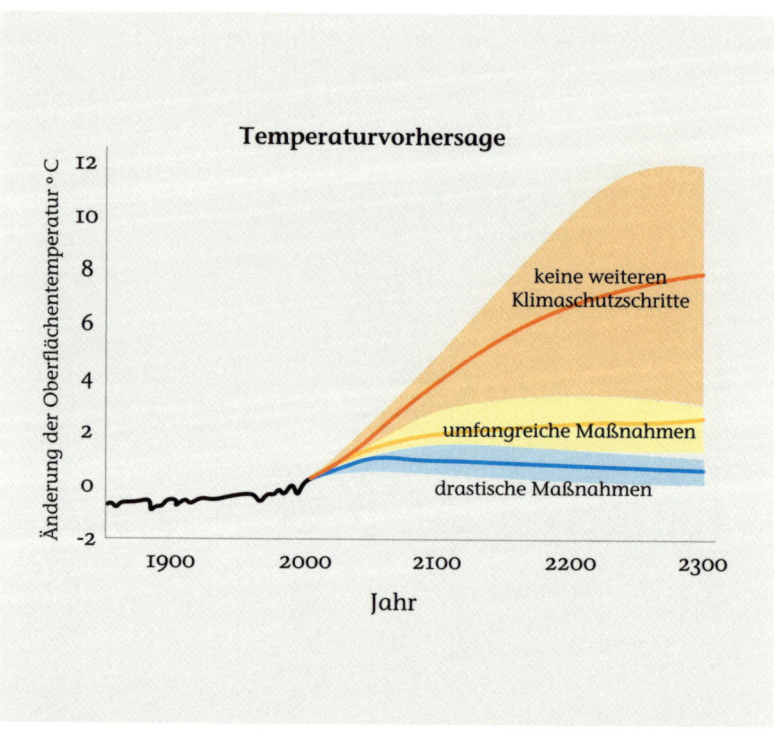

Temperaturvorhersage aufgrund von drei Szenarien. Die orange Linie zeigt die Entwicklung der Temperatur, sofern die Klimapolitik ohne entsprechende Maßnahmen unverändert fortgesetzt wird. Studien zufolge würde es bis zum Jahr 2100 zu einer globalen Erderwärmung um bis zu 4,5° C kommen. Der gelbe Bereich veranschaulicht die Temperaturentwicklung bei umfangreichen Maßnahmen speziell bei den Kohlenstoff(CO$_2$)-Emissionen. Bei jenem Szenario geht man von einer Erwärmung im Jahr 2100 um 2,5° C aus. Blau markiert ist die Prognose bei Umsetzung von extrem strengen Klimaschutzmaßnahmen, dennoch wäre mit einer Erwärmung um 1,6° C bis zum Jahr 2100 zu rechnen. [11]

Referenzen

1 Walter, E.J. et al. The pathophysiological basis and consequences of fever. Critical Care, 2016; 20(1): 200.

2 Allen, M.R., O.P. Dube, W. Solecki, F. Aragón-Durand, W. Cramer, S. Humphreys, M. Kainuma, J. Kala, N. Mahowald, Y. Mulugetta, R. Perez, M. Wairiu, and K. Zickfeld, 2018: Framing and Context. In: Global Warming of 1.5° C. An IPCC Special Report on the impacts of global warming of 1.5° C above pre-industrial levels and related global greenhouse gas emission pathways, in the context of strengthening the global response to the threat of climate change, sustainable development, and efforts to eradicate poverty [Masson-Delmotte, V., P. Zhai, H.-O. Pörtner, D.Roberts, J. Skea, P.R. Shukla, A. Pirani, W. Moufouma-Okia, C. Péan, R. Pidcock, S. Connors, J.B.R. Matthews, Y. Chen, X. Zhou, M.I. Gomis, E. Lonnoy, T. Maycock, M. Tignor, and T. Waterfield (eds.)]. In Press.

3 Graßl, H. (2007) Klimawandel: Was stimmt? Die wichtigsten Antworten. Dörfler Verlag GmbH.

4 Washington, H. et al. (2011) Climate Change Denial. Heads in the Sand. Earthscan.

5 Forscher liefern genauen Wert: So bitterkalt war es in der letzten Eiszeit. In: ntv Nachrichtenfernsehen GmbH, 2020. Online: https://www.n-tv.de/wissen/So-bitterkalt-war-es-in-der-letzten-Eiszeit-article21998556.html (abgerufen am 21.3.2022).

6 Eiszeitalter. In: Wikipedia. Online: https://de.wikipedia.org/wiki/Eiszeitalter (abgerufen am 21.3.2022).

7 Marcott, S.A. et al. A Reconstruction of Regional and Global Temperature for the Past 11, 300 Years. Science, 2013; 339(6124): 1198-201.

8 Denborough, M.A. et al. Anaesthetic deaths in a family. The Lancet, 1960; 276(7140): 45.

9 Rosenbaum, H.K. et al. Malignant hyperthermia: Diagnosis and management of acute crisis. UpToDate online, 2022.

10 Klima-Pressekonferenz 2019 des Deutschen Wetterdienstes. Neue Langfristvorhersagen ermöglichen Prognose von Dürren in Deutschland. Pressemitteilung. Online: https://www.dwd.de/DE/presse/pressekonferenzen/DE/2019/PK_26_03_2019/pressekonferenz.html?nn=509470 (abgerufen am 15.12.2021).

11 Collins, M., R. Knutti, J. Arblaster, J.-L. Dufresne, T. Fichefet, P. Friedlingstein, X. Gao, W.J. Gutowski, T. Johns, G. Krinner, M. Shongwe, C. Tebaldi, A.J. Weaver and M. Wehner, 2013: Long-term Climate Change: Projections, Commitments and Irreversibility. In: Climate Change 2013: The Physical Science Basis. Contribution of Working Group I to the Fifth Assessment Report of the Intergovernmental Panel on Climate Change [Stocker, T.F., D. Qin, G.-K. Plattner, M. Tignor, S.K. Allen, J. Boschung, A. Nauels, Y. Xia, V. Bex and P.M. Midgley (eds.)]. Cambridge University Press, Cambridge, United Kingdom and New York, NY, USA.

CO$_2$-Fußabdruck pro Person in Deutschland

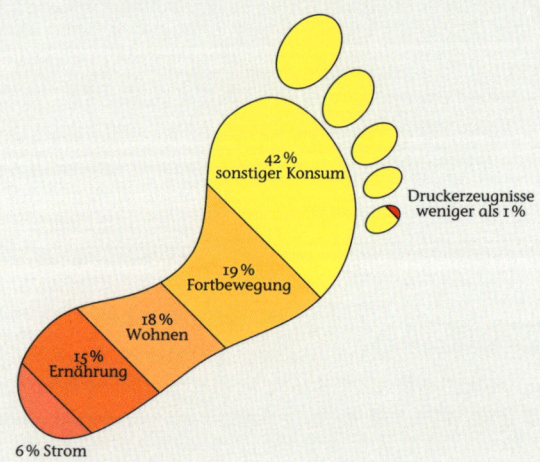

42 %
sonstiger Konsum

Druckerzeugnisse
weniger als 1 %

19 %
Fortbewegung

18 %
Wohnen

15 %
Ernährung

6 % Strom

Der CO$_2$-Fußabdruck in einem industrialisierten Staat wie Deutschland weist eine typische Verteilung auf. Der Konsum trägt daran den Löwenanteil. Der zweitgrößte Wert des CO$_2$-Fußabdrucks wird durch Mobilität und Verkehr verursacht. Ernährung und Wohnen tragen ebenfalls ganz erheblich dazu bei. Die Produktion von Strom nimmt etwa 6 % ein. Der „Bundesverband Druck und Medien (bvdm)" hat in einer Studie den CO$_2$-Wert in der produzierenden Druckindustrie in Deutschland untersucht. Das Ergebnis, weniger als 1 % des CO$_2$-Fußabdrucks, weist darauf hin, dass sich die Druckindustrie bemüht, klimaneutral zu arbeiten. Druckerzeugnisse gehören nicht nur zu den wichtigsten, sondern auch zu den nachhaltigsten Kommunikationsinstrumenten.[1]

KOHLENDIOXID &
KEIN SINNESORGAN

02

Fieber und Erderwärmung sind Symptome. Aber wie verhält es sich mit der Ursache? Ein wesentlicher Auslöser für die Erderwärmung ist Kohlendioxid (CO_2), welches meist aus der Verbrennung fossiler Brennstoffe entsteht. Der CO_2-Spiegel auf der Erde ist über Millionen von Jahren konstant gewesen, mit dem Beginn des industriellen Zeitalters verändert er sich rapide. Um eine Gefahr zu erkennen, ist der Mensch mit diversen Sinnesorganen ausgerüstet. Er kann sie sehen, hören, riechen, schmecken oder spüren. Für die neue und große Gefahr des CO_2-Anstiegs hat der Mensch aber kein CO_2-Sinnesorgan.

CO_2 sichert als Treibhausgas ein Gleichgewicht in der Atmosphäre, um einerseits die Sonnenwärme einzufangen und andererseits die Kälte des Weltalls abzuwehren. Die Erde ist der einzige Planet im Sonnensystem, auf dem bis heute eine Lufthülle und eine Wasserschicht in Form der Weltmeere überlebt haben. Seit wenigen hundert Jahren hat sich, hauptsächlich durch menschlichen Einfluss, der CO_2-Gehalt knapp verdoppelt und treibt die Erderwärmung immer stärker an.[2]

Stellt man sich die Erde als eine Kugel von einem Meter Durchmesser vor, so ist die Luft beziehungsweise die Atmosphäre bei dieser Annahme einen Millimeter – ein im Verhältnis zum Erdvolumen und zum Erdgewicht äußerst zartes und fragiles Häutchen. Auch die Tiefen der Weltmeere sind mit einem Millimeter äußerst gering und zeigen uns das begrenzte Gesamtvolumen im Vergleich zum Erdvolumen.

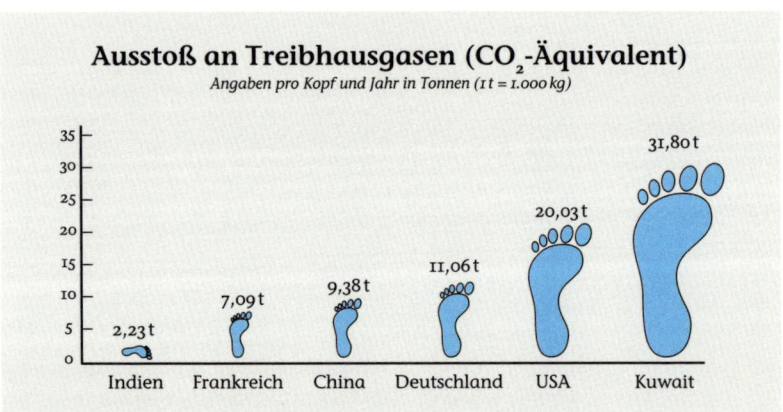

Ausstoß an Treibhausgasen (CO_2-Äquivalent)
Angaben pro Kopf und Jahr in Tonnen (1 t = 1.000 kg)

Indien	Frankreich	China	Deutschland	USA	Kuwait
2,23 t	7,09 t	9,38 t	11,06 t	20,03 t	31,80 t

CO_2-Ausstoß im Vergleich von Industrie- und Entwicklungsländern mit einem deutlich höheren CO_2-Fußabdruck von Industrieländern. [3]

CO_2-Anreicherung und Klimaerwärmung erfolgen nicht gleichmäßig linear, sondern immer schneller, exponentiell explosionsartig; ab einem bestimmten Punkt werden sie außer Kontrolle geraten. Dieses Phänomen ist uns von Nachbarplaneten bekannt. Am Ende des Prozesses verpuffen sowohl die gesamte Atmosphäre als auch alle Weltmeere in das Weltall.

In der Akutmedizin gilt bei lebensgefährlichen Erkrankungen das Prinzip der entschlossenen und unverzüglichen Behandlung. Bei einem Herzstillstand kann nur die sofortige und konsequente Herzmassage das Herz wieder zum Schlagen bringen. Ähnlich ist es mit der CO_2-Steigerung. So wie in der Medizin bei schwerwiegenden Erkrankungen nur eine umgehende Therapie zum Erfolg führen kann, so verhält es sich auch bei einem katastrophalen CO_2-Anstieg. In unserer Informationsgesellschaft wäre es ein Einfaches, jegliche CO_2-Dosis auszuweisen. Dies beginnt bei unseren täglichen Handlungen wie Essen und Trinken, dem Restaurant- und Lokalbesuch, dem Führen des Haushalts und setzt sich fort bei der Mobilität, beim Einkauf CO_2-belasteter Produkte, der berufsbedingten CO_2-Steigerung sowie dem CO_2-Verbrauch im Urlaub. Neben der eindeutigen CO_2-Diagnose liegen auch für eine rasche und umfassende CO_2-Therapie viele Fakten bzw. zahlreiche Therapiemöglichkeiten auf dem Tisch. Die Maßnahmen warten nur auf eine entsprechende Umsetzung in sämtlichen Bereichen des täglichen Lebens.

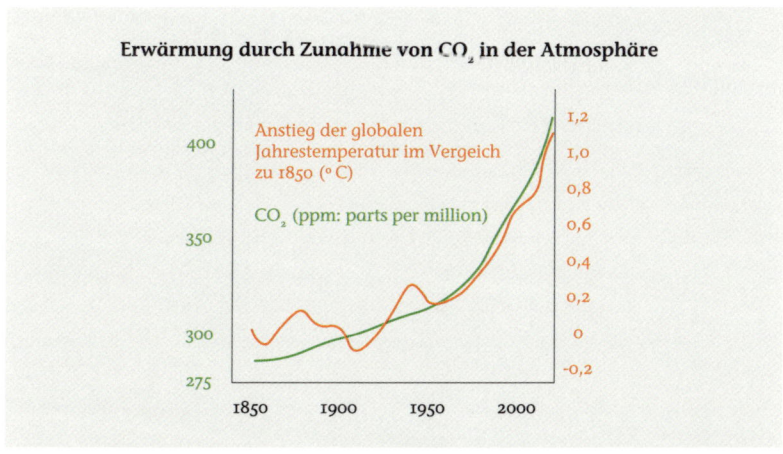

Erwärmung durch Zunahme von CO_2 in der Atmosphäre

Anstieg der globalen Jahrestemperatur im Vergeich zu 1850 (° C)

CO_2 (ppm: parts per million)

Das Schema zeigt die eindeutige Beziehung zwischen der Zunahme von CO_2 in der Atmosphäre und dem Temperaturanstieg zwischen 1850 und 2000: Weltweit stieg die Temperatur um 1,1° C. Grund dafür ist, dass CO_2 in der Atmosphäre die Abstrahlung der Wärme von der Erde ins Weltall bremst. (Modifiziert nach Deutsche Welle DW[4])

Durch genaue Information und vollständige Transparenz könnte jeder sein privates und berufliches CO_2-Konto elektronisch verfolgen und das eigene, aber auch fremde Verantwortungsprofil erkennen. Gerade weil wir kein Sensorium für CO_2 haben, es nicht sehen, riechen oder schmecken, ist die einzige Hilfe ein sofortiges und entschlossenes Nachverfolgen der CO_2-Dosis und entsprechendes Handeln, um das Überleben unserer Nachkommen zu sichern.

Referenzen

1 *Der CO_2-Fußabdruck von Print. In: Bundesverband Druck und Medien. Online: https://www. bvdm-online.de/themen/umwelt/der-co2-fussabdruck-von-print/ (abgerufen am 15.12.2021).*

2 *IPCC, 2014: Summary for Policymakers. In: Climate Change 2014: Mitigation of Climate Change. Contribution of Working Group III to the Fifth Assessment Report of the Intergovernmental Panel on Climate Change [Edenhofer, O., R. Pichs-Madruga, Y. Sokona, E. Farahani, S. Kadner, K. Seyboth, A. Adler, I. Baum, S. Brunner, P. Eickemeier, B. Kriemann, J. Savolainen, S. Schlömer, C. von Stechow, T. Zwickel and J.C. Minx (eds.)]. Cambridge University Press, Cambridge, United Kingdom and New York, NY, USA.*

3 *Graßhoff, A. et al (2021) Selbstversuch: Wie viele Treibhausgase verursachen wir? In: Neue West-fälische. Online: https://www.nw.de/umwelt/22966661_Wie-viele-Treibhausgase-verursachen-wir-Unsere-Autoren-haben-nachgerechnet.html. (abgerufen am 15.12.2021). Siehe auch Climate Watch, online: https://www.climatewatchdata.org/*

4 *Rueter, G. (2020) Klimaschutz: Wie lässt sich CO_2 aus der Atmosphäre entfernen? In: Deutsche Welle. Online: https://www.dw.com/de/klimaschutz-wie-l%C3%A4sst-sich-co2-aus-der-atmosph%C3%A4re-entfernen-aufforstung-humus-biokohle-beccs/a-54639354 (abgerufen am 15.12.2021).*

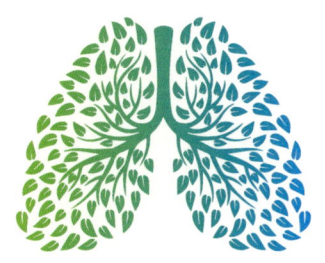

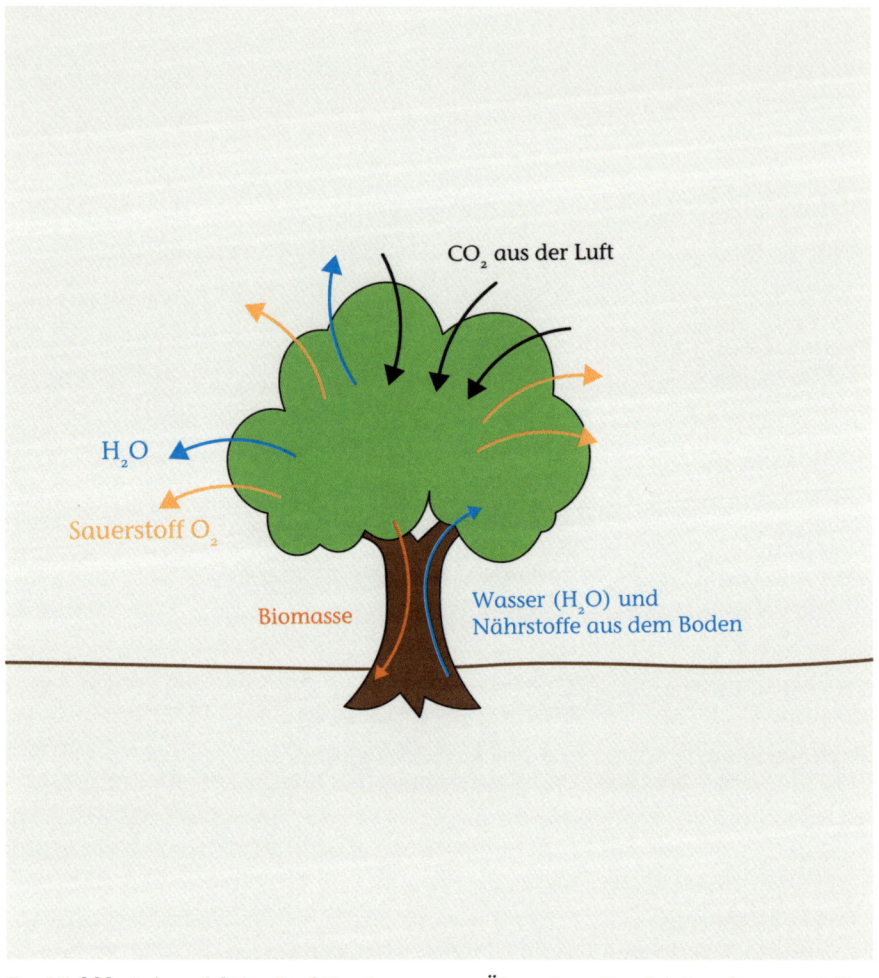

CO$_2$ aus der Luft

H$_2$O

Sauerstoff O$_2$

Biomasse

Wasser (H$_2$O) und
Nährstoffe aus dem Boden

Der Wald hat eine wichtige Funktion in unserem Ökosystem. Er reinigt und erneuert die Luft, ist ein natürlicher Sauerstoffproduzent und CO$_2$-Speicher und bietet Schutz in vielerlei Hinsicht. Bei der Bekämpfung des Klimawandels kann man daher die Macht eines gesunden Waldes nicht außer Acht lassen.

S auerstoff (O_2) ist ein Gas, das Säugetiere und somit auch wir Menschen zum Leben brauchen. Er ist Teil eines alten, gut eingespielten Kreislaufs. Pflanzen produzieren Sauerstoff – Tiere und Menschen verbrauchen ihn. Dieser geschlossene Kreislauf funktioniert seit vielen Millionen Jahren.

In der aktuellen Menschheitsgeschichte haben sich zusätzliche Sauerstoffverbraucher entwickelt. Verbrennungsmotoren für Autos, Schiffe und Flugzeuge kommen zum Beispiel nicht ohne Sauerstoff aus. Sie benötigen wesentlich mehr Sauerstoff als der Mensch.[1,2] Dieser enorme Verbrauch fällt nicht auf, da Sauerstoff aktuell noch in großen Mengen vorhanden ist.

Sauerstoff ist ein gutes Beispiel, um die Besitzverhältnisse einer natürlichen Ressource zu analysieren. Gehört Sauerstoff allen Menschen zu gleichen Teilen oder besitzen Sauerstoff nur diejenigen, die ihn verbrauchen? Gas scheint immer und überall verfügbar und erweckt somit den Eindruck, dass es grenzenlos und damit kostenlos zur Verfügung steht. Dies gilt für die Tierwelt und für den Menschen. Für andere Verbrauchsformen ist es daher gerechtfertigt, die kostenfreie Benutzung zu hinterfragen. Treibstoffe wie Benzin werden erst durch die Verwendung von Sauerstoff zu einem sehr profitablen Produkt. Können wir uns eine Technik leisten, die wegen seines Sauerstoffbedarfs in Konkurrenz zu unserer Existenz tritt und um eine unserer zentralen Ressourcen kämpft? Kann Sauerstoff, der sich über Millionen von Jahren für einen anderen Einsatz gebildet hat, hier automatisch, selbstverständlich und kostenfrei zur Verfügung gestellt werden?

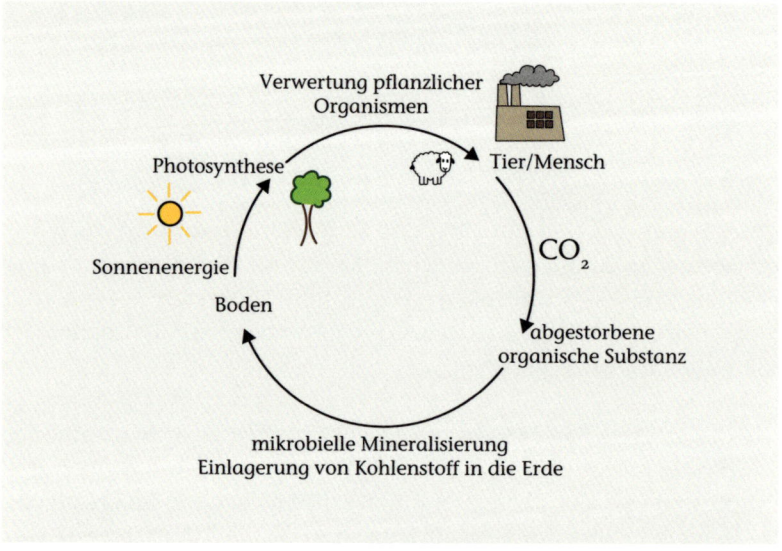

Der natürliche O_2- und CO_2-Kreislauf ist wichtig für das Leben auf der Erde. Pflanzen nehmen durch Photosynthese Kohlendioxid (CO_2) aus der Luft auf und bilden unter Freisetzung von Sauerstoff organische Substanz; Tiere und Menschen verarbeiten diese organischen Verbindungen und den Sauerstoff und setzen wiederum Kohlendioxid frei – die perfekte Symbiose! Aufgrund der industriellen Sauerstoffverbrennung verschiebt sich dieses Gleichgewicht seit Jahren zum Nachteil für unseren Planeten. Ein Mensch atmet, abhängig von Körpergewicht und Aktivität, zumindest 170 kg CO_2 in Ruhe pro Jahr aus. Diese

Menge trägt nicht zum Klimawandel bei, da sie Teil des natürlichen Kreislaufs ist und die Bilanz nicht verschiebt – solange es noch genügend Pflanzen in den Regenwäldern gibt und Meere, deren Wasser kühl genug ist, um Kohlendioxid zu speichern. Im Vergleich dazu lag die gesamte CO_2-Emission im Jahr 2019 weltweit bei durchschnittlich 4.700 kg CO_2 pro Kopf.[3, 4]

Wir messen zurzeit den vermehrten Anfall des Treibhausgases CO_2, dem geht der freie Verbrauch von O_2 voraus. Falls für O_2 bei der Verwendung für industrielle Prozesse eine kostenmäßige Bewertung erfolgt, vergleichbar mit CO_2, würde dies zu ressourcenschonenderen Prozessen führen? Wenn ja, bleiben die Kosten beim Produzenten oder beim Konsumenten oder bei beiden? Wie lauten die Aufgaben für uns Bürgerinnen und Bürger, damit die Rohstoffe der Erde im Allgemeinen und O_2 im Speziellen auch noch für die Urenkelkinder unserer Urenkelkinder zur Verfügung stehen?

Referenzen

1 Haeseler, G. et al. Parameter der Atemphysiologie – Grundlagen und Begriffe. In: Leuwer, M. et al. (2017) Checkliste Intensivmedizin (5. überarbeitete Auflage). Stuttgart: Thieme.

2 Lange, B. et al. Klimaschutz im Seeverkehr. Studie gefördert durch das Umweltbundesamt und Bundesministerium für Umwelt, Naturschutz und Reaktorsicherheit. Aktionskonferenz Nordsee, 2009.

3 Breitkopf, A. (2022) Energiebedingter CO_2-Ausstoß pro Kopf weltweit nach Ländern 2019. Online: https://de.statista.com/statistik/daten/studie/167877/umfrage/co-emissionen-nach-laendern-je-einwohner/ (abgerufen am 15.12.2021).

4 CO2Online. (2019) Wie viel CO_2 atmet der Mensch aus? Online: https://www.co2online.de/service/klima-orakel/beitrag/wie-viel-co2-atmet-der-mensch-aus-8518/ (abgerufen am 15.12.2021).

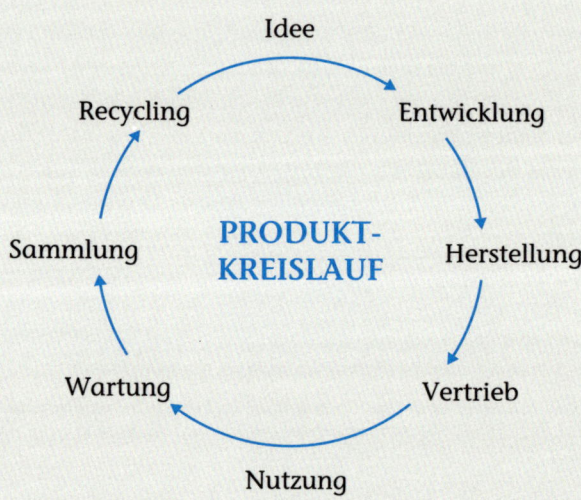

Idee

Recycling

Entwicklung

Sammlung

**PRODUKT-
KREISLAUF**

Herstellung

Wartung

Vertrieb

Nutzung

Das Schema zeigt einen idealen Produktkreislauf – von der Idee über die Herstellung bis zum Recycling. Ein Artikel beeinflusst im gesamten Produktzyklus die Umwelt. Es liegt an uns Menschen, diesen optimal, nämlich als geschlossenen Kreislauf, für unsere Umwelt und für unsere Gesundheit zu gestalten.

RECYCLING & WOHLBEFINDEN | 04

D ie Weltgesundheitsorganisation (WHO) definiert Gesundheit als uneingeschränktes körperliches, seelisches und geistiges Wohlbefinden. Um dieses zu erreichen, erfüllt sich der Mensch einen entsprechenden Lebensstandard. Vor 100 Jahren kam ein durchschnittlicher Haushalt in Deutschland mit rund 180 Gegenständen aus. Heute sind es laut Statistischem Bundesamt rund 10.000 Dinge, die an einem Wohnort gehortet werden.[1, 2] Ob alle diese Artikel für die Erlangung oder Erhaltung der eigenen Gesundheit nach der WHO-Definition notwendig sind, ist zu hinterfragen. Faktum ist, dass wesentlich mehr Artikel mit einer wesentlich komplexeren Zusammensetzung im Vergleich zu früher im Umlauf sind.

An dieser Stelle ist es interessant, sich den Herstellungsprozess eines Produktes genauer anzusehen. Ein Produkt, ob einfach oder komplex, besteht aus Materialien, die einen bestimmten Wert bzw. bestimmte Kosten aufweisen. Neben den Materialien bedarf es einer Produktion, damit eine fertige Ware entsteht. Die Produktion stellt nach den Materialkosten den zweiten Teil der Kosten dar. Sie erfolgt unter Rahmenbedingungen wie Auslegung des Menschen-, Arbeits- und Umweltrechts.

Diese vier Komponenten, nämlich Materialkosten, Ausmaß der Erhaltung des Umwelt-, Arbeits- und Menschenrechts, ergeben den Gesamtpreis eines Produktes.

Um am Markt den niedrigsten Preis bieten zu können, sind Sparmaßnahmen bei diesen vier Komponenten notwendig. Die Einsparung beginnt bei den Materialkosten selbst, gefolgt durch Einsparungen auf Kosten der Umwelt, Einsparungen durch Verkürzung der Arbeitsrechte und zuletzt durch Einschränkung der Menschenrechte. Einsparungen bei Materialkosten und Menschenrechten sind entweder ausgereizt oder nicht mehr möglich. Allgemein akzeptiert sind heute noch Kürzungen auf Kosten der Umwelt oder der Arbeitsrechte. Das muss und wird sich in Zukunft ändern.

Liegen im direkten Vergleich bei ein und demselben Produkt gravierende Preisunterschiede vor, ist dies meist durch Verstöße gegen die Umwelt- oder Arbeitsrechte zu erklären. Bei jedem niedrigen Preis ist zu hinterfragen, auf wessen Kosten er entsteht, und bis zum Nachweis des Gegenteils eine vermehrte Umweltbelastung zu verdächtigen. Wenn Sie sich diese Fragen beim nächsten Erwerb eines Artikels stellen, ist bereits ein wichtiger Schritt für den Umweltschutz erfolgt.

In Zukunft, die in ersten Ansätzen bereits begonnen hat, wird ein fünfter Aspekt an Kosten hinzukommen, nämlich die Rückabwicklung eines Produktes am Ende seines „Lebens", Recycling oder auch Kreislaufwirtschaft genannt. Wer wird dafür verantwortlich sein, dass dieser Wert und die Kostenkomponente für jedes Produkt gesichert ist? Der Konsument? Der Produzent? Der Staat? Wir alle sind in unserer Dimension dafür verantwortlich. Der Konsument für die Benutzung eines Artikels, der Produzent für die Rückabwicklung der Produktion und der Staat für die Organisation dieser beiden. Fällt eine der Beteiligten für das Recycling aus, so ist stattdessen ein Schadenersatz zu leisten, der im Vergleich zum Recycling höher sein muss. Am Thema Recycling und Wiederverwertung führt in Zukunft kein Weg vorbei. Darüber hinaus wird die Haftung für das Recycling sowohl beim Produzenten als auch beim Konsumenten zu einer Verhaltensänderung führen. Der Produzent wird das Produkt recyclingfähig herstellen und der Konsument wird diesen Aufwand in das Konsumverhalten einbeziehen.

Die Diagnose lautet: akutes und schweres Verschmutzungssyndrom. Die Therapie lautet: 100% Recycling, ab sofort. Gerade hier ist die Diagnose eindeutig, aber die Therapie jeder einzelnen Person im Privat- und Berufsleben noch viel zu zögerlich.

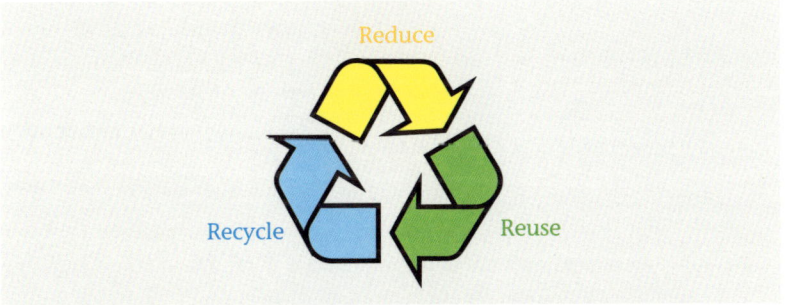

Das Schema zeigt die drei Phasen des Recyclings: Reduzieren, (Wieder-) Verwenden, Recyceln. Müllverwertung und Wiederaufbereitung zu einem neuen Artikel sind für unsere Umwelt von großer Bedeutung. Dieses 3R-Prinzip (reduce – reuse – recycle) beinhaltet eine wichtige und grundlegende Leitlinie zur Umweltfreundlichkeit, nämlich den Konsum zu dämpfen, sprich auf das Notwendige zu reduzieren, Produkte wiederzuverwenden und, falls nichts anderes mehr möglich ist, diese zu recyceln. Idealerweise wird bei diesem Kreislauf kein Müll produziert, so wie es uns auch die Natur vormacht.

Referenzen

1 *Kern, S. (2014) Wie viel ist genug? In: Rhein-Neckar-Zeitung. Online: https://www.rnz.de/ panorama/magazin_artikel,-Magazin-Wie-viel-ist-genug-_arid,20959.html (abgerufen am 15.12.2021).*

2 *Statistisches Bundesamt (Destatis). Wirtschaftsrechnungen: Einkommens- und Verbrauchsstich- probe, Ausstattung privater Haushalte mit ausgewählten Gebrauchsgütern und Versicherungen. Fachserie 15, Heft 1, EVS 2018.*

CO₂-Emissionen beim Lebensmittel-Produktzyklus

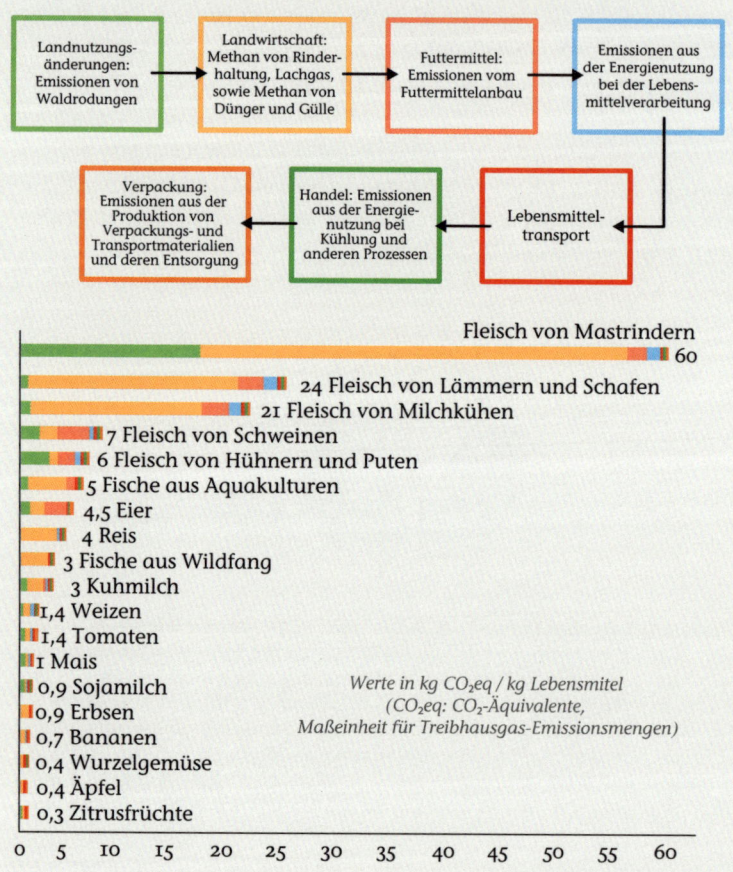

Die Abbildung zeigt den Vergleich der Treibhausgasemissionen (CO₂) beim Produktionszyklus verschiedener Lebensmittel. Dabei ist zu erkennen, dass die Fleischproduktion besonders deutliche Auswirkungen hat. 1 kg Rindfleisch emittiert durchschnittlich 60 kg CO₂eq, 1 kg Erbsen verursacht hingegen nur 0,9 kg CO₂eq. Interessant ist, dass nicht Transport und Verpackung die dominanten Komponenten sind, sondern Landnutzung, Futtermittelanbau sowie die Verdauung der Tiere maßgeblich dazu beitragen. Die Aufstellung zeigt außerdem, dass eine Ernährung mit mehr pflanzlichen Lebensmitteln und weniger Fleisch eine große Auswirkung auf den Klimaschutz hätte.[1]

STOFFWECHSEL & PRODUKTION VON NAHRUNGSMITTELN

05

W as ist für den Menschen gesund? Was ist für die Erde gesund? Diese zwei Fragen können nicht ohne das Thema „Nahrungsmittelversorgung" beantwortet werden. Bei der Ernährung wissen wir, dass die Umstände, die den Menschen krank machen, auch zu einer massiven Schädigung der Umwelt führen. Allen voran soll das Beispiel Fleischproduktion und -konsum beziehungsweise das Verhältnis von Fleisch am Nahrungsanteil genannt werden. Dabei wird von der berechtigten Annahme ausgegangen, dass die Produktion von Fleisch eine höhere Umweltbelastung erzeugt als die Herstellung anderer Nahrungsmittel. Der übermäßige Fleischkonsum belastet wiederum die Gesundheit, wofür stellvertretend die Gicht genannt werden kann. Diese Krankheit hängt direkt und unmittelbar mit dem Ausmaß des Fleischkonsums zusammen.[2, 3]

Selbst wenn man annimmt, dass Fleisch alle 20 Aminosäuren enthält und somit ein vitaminartiger Charakter vorliegt, würde es ausreichen, zweimal in der Woche davon zu essen. In der Erinnerung an meine Kindheit vor 50 Jahren war zweimal die Woche Fleisch ganz normal. Fleischfreie Speisen haben dominiert. Der Speiseplan war klar nach den Saisons ausgerichtet. Auch wurde kaum ein Nahrungsmittel weggeworfen. Das „Restlessen" zumindest einmal in der Woche war ein beliebter Klassiker.

Um die Mitte des vorigen Jahrhunderts wurden Überlegungen angestellt, aus einem Überschuss von Weizen oder pflanzlichem Eiweiß mehr und schneller tierisches Eiweiß zu produzieren. Dies gelang in einer noch nie dagewesenen Breitenwirkung und ist heute selbstverständlicher Teil einer Massentiermast.[4] Dass der Mensch von sich aus gerne und sehr viel Fleisch isst, war überdies lange bekannt. So haben zum Beispiel Religionen versucht, diesen krankmachenden Überkonsum durch strenge Regeln zu begrenzen, etwa durch fleischfreie Tage oder Verzicht auf bestimmte Fleischsorten.

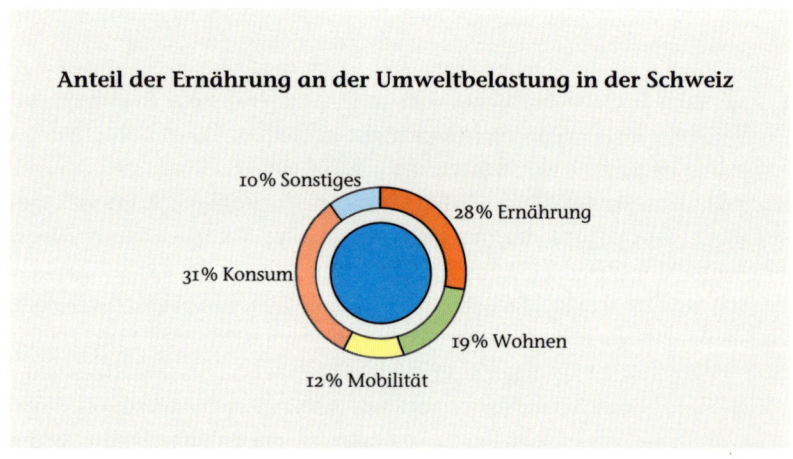

Anteil der Ernährung an der Umweltbelastung in der Schweiz

10% Sonstiges

28% Ernährung

31% Konsum

19% Wohnen

12% Mobilität

Das Schema zeigt, dass in der Schweiz die Ernährung den zweitgrößten Anteil an der Umweltbelastung hat. Allein durch einen geringeren Fleischanteil, durch geringere Kalorienzufuhr, durch eine höhere Verwertungsquote bzw. weniger Wegschmeißen von Nahrungsmitteln sowie durch Umstellung auf eine pflanzliche Nahrung bzw. einen höheren Anteil davon könnte die Schadstoffbelastung deutlich verringert werden.[5]

Die Nahrungsaufnahme ist unverändert ein sehr triebhaftes Verhalten. Dieser Trieb hat über Abertausende Jahre den Menschen und die Säugetiere vor dem Hungertod gerettet. Das Verhalten basiert auf der Tatsache, dass sich Phasen des Hungerns und der Nahrungsaufnahme in der Frühzeit des Menschen abwechselten. Aus der Medizin ist bekannt, dass Hungerphasen und -zeiten gesunde Zeitabschnitte im Ernährungsrhythmus darstellen. Bekannt sind Fastenregeln im Tagesrhythmus beispielsweise in Form des Intervallfastens, wo man sich eine bestimmte Zeit normal ernährt und den Rest des Tages keine Nahrung aufnimmt. Die Zeitverhältnisse sind dabei variabel – 10 zu 14 Stunden, 12 zu 12 Stunden oder auch 8 zu 16 Stunden. Fastenkuren können auch über eine Länge von mehreren Tagen oder Wochen durchgeführt werden. Erst aus dem Wechselspiel von Hungerphasen und Nahrungsaufnahme entsteht Gesundheit.[6, 7] Die grenzenlose Verfügbarkeit von Nahrungsmitteln – insbesondere von Fleisch – führt dazu, dass viele moderne Menschen Hunger überhaupt nicht mehr kennen, erleben oder aushalten. Auch dieses Wissen ist in der Heilkunde nicht unbedingt neu. Neben der Medizin bedienen sich Religionen der medizinischen und spirituellen Kraft des Hungerns, jede hat dafür ihr eigenes Regelwerk.

Zum übermäßigen Fleischkonsum gesellt sich ein weiteres Problem: das des übermäßig hohen Kalorienverbrauchs durch andere Nahrungsmittel. In der Medizin lautet die Diagnose dafür „Hypermetabolisches Syndrom"[8, 9] oder eine der Folgen davon „Adipositas", sprich Übergewicht[10]. Eine etablierte Erkenntnis ist, dass bei Übergewicht Gefäßschäden entstehen mit nachfolgendem Herzinfarkt und Schlaganfall. Heute wissen wir, dass auch Krebs und Arthrose wesentlich vom „Hypermetabolischen Syndrom" und der „Adipositas" beeinflusst werden.

Wir essen zu viel Fleisch und wir essen zu viele Kalorien und werden dadurch krank: Dies führt zu langwieriger Pflege, zu Siechtum und wir sterben früher. Wir Menschen der sogenannten zivilisierten Welt schädigen uns selbst in einem noch nie dagewesenen Ausmaß! Dieses Verhalten steht in Zusammenhang mit der Herstellung von Nahrungs-

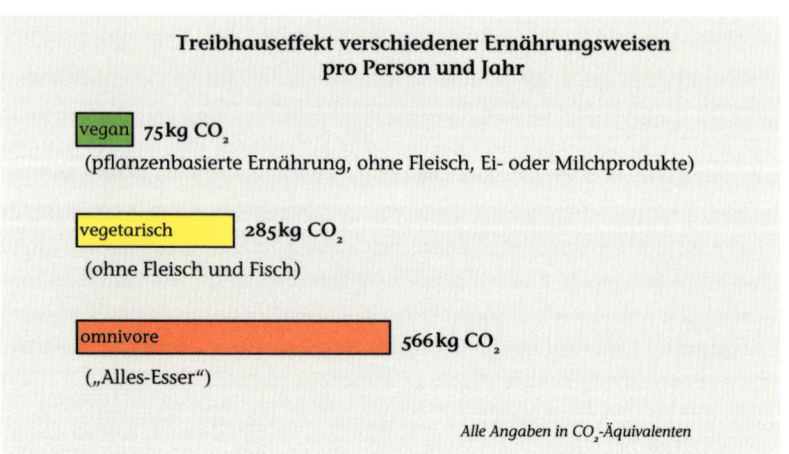

**Treibhauseffekt verschiedener Ernährungsweisen
pro Person und Jahr**

vegan 75 kg CO_2
(pflanzenbasierte Ernährung, ohne Fleisch, Ei- oder Milchprodukte)

vegetarisch 285 kg CO_2
(ohne Fleisch und Fisch)

omnivore 566 kg CO_2
(„Alles-Esser")

Alle Angaben in CO_2-Äquivalenten

Wie der Mensch sich ernährt, hat erheblichen Einfluss auf den Treibhauseffekt. Im Vergleich zeigt sich, dass „Alles-Esser" die Umwelt mit ihrer Ernährungsweise am meisten schädigen. Die besten Klimaschützer sind diejenigen, die weder Fleisch noch Milchprodukte verzehren. [11]

mitteln. Wurden diese noch vor Jahrzehnten regional und handwerklich als Einzelanfertigungen im Familienverband erstellt, so werden sie heute industriell gefertigt, die Produktion ist weltweit verteilt, und unberührte Regionen wie Regenwälder werden dafür beansprucht, was zu neuen Problemen führt. Ein Beispiel ist der wesentlich höhere Verbrauch von Ressourcen und auch der wesentlich höhere Ausstoß von Schadstoffen, besonders bei der Erzeugung von Fleisch. Die zwei ursprünglichen Ziele der industriellen Nahrungsproduktion, die Welt gesund zu ernähren und den Hunger in der Welt abzuschaffen, sind damit bis heute nur teilweise erfüllt.

Hinzukommen medizinische Probleme wie der Einsatz von Antibiotika, basierend auf der Erkenntnis, dass eine natürliche Massentierhaltung medizinisch gar nicht möglich ist. Beim Menschen gilt etwa der medizinische Grundsatz, Antibiotika nur dort einzusetzen, wo Symptome vorhanden sind, eine fundierte Diagnose gestellt wird und eine gezielte individuelle Therapie mit Antibiotika erfolgt. Mit dieser

Vorgehensweise werden Resistenzen auf Antibiotika bestmöglich vermieden. In der Massentierhaltung ist es unmöglich geworden, einzelne Tiere gezielt zu behandeln. Stattdessen werden prophylaktisch alle Tiere mit Antibiotika therapiert.[12] Dies hat zur Folge, dass Resistenzen beim Tier und auch beim Menschen rascher ansteigen, als neue Antibiotika entwickelt werden. Heutzutage gut behandelbare bakterielle Infektionen wie die Lungen- oder Mandelentzündung könnten wieder zur lebensbedrohlichen Gefahr für unsere direkten Nachkommen werden.

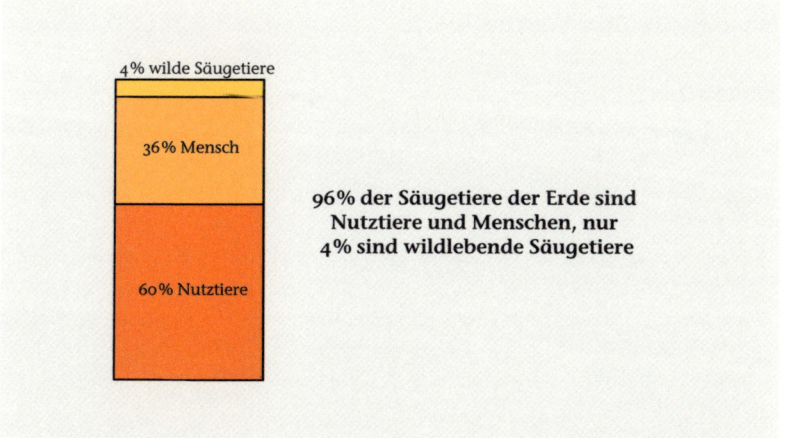

4% wilde Säugetiere

36% Mensch

60% Nutztiere

96% der Säugetiere der Erde sind Nutztiere und Menschen, nur 4% sind wildlebende Säugetiere

Der Fleischkonsum hat die Welt verändert: Der Mensch vermehrt, manipuliert und „optimiert" die Nutztiere, um seinen Fleischhunger zu stillen. Ein Mitteleuropäer konsumiert etwa 100 kg Fleisch pro Kopf und Jahr. Die Umschichtung der Ernährung Richtung Fleisch, die als „Meatification" bezeichnet wird, bedeutet auch den größten Umbruch in der menschlichen Ernährung, seitdem der Mensch sesshaft wurde. Mit dieser „Meatification" sind nur mehr 4% der Säugetiere wildlebende Säugetiere. Den Rest teilen sich Menschen mit 36% und Nutztiere mit 60%.[13-15]

Eine weitere Frage, die sich aus der Massentierhaltung ableitet, ist neben Umweltschutz und Gesundheit die Frage der Ethik. Können wir Säugetiere, die sich genetisch nur gering vom Menschen unterscheiden, wirklich nicht artgerecht halten? Sind Stallanlagen, die nach Meinung mancher eher Konzentrationsanlagen für Tiere entsprechen, vertretbar? Werden unsere Kinder und Enkelkinder dies als Kavaliersdelikt beurteilen, das Mitwissen oder Wegschauen entschuldigen, oder werden sie Strafen fordern und internationale Gerichtshöfe anrufen?

Grundsätzlich wissen wir genau, was gesunde und richtige Ernährung ist. Wir wissen, was an Information und Verhaltensänderung sowie Schulung und Erziehung aller Beteiligten notwendig ist, um eine richtige Lebensmittelversorgung zu erreichen. Jetzt ist der ideale Zeitpunkt, es gibt keinen besseren, um mit einer umweltgerechten und besseren Ernährung zu beginnen.

Referenzen

1 Poore, J. et al. Reducing food's environmental impacts through producers and consumers. Science, 2018; 360(6392): 987-92.

2 Choi, H.K. et al. Purine-rich foods, dairy and protein intake, and the risk of gout in men. The New England Journal of Medicine, 2004; 350(11): 1093.

3 Thiele, G. (1980) Handlexikon der Medizin, Band 4 (S–Z). München/Wien/Baltimore: Urban & Schwarzenberg. S. 2551.

4 Marjanovic, L. et al (2019) Milch – warum eigentlich? Rechercheartikel Addendum. Online: https://www.addendum.org/milch/ (abgerufen am 15.12.2021).

5 Jungbluth, N. et al. Umweltbelastungen des privaten Konsums und Reduktionspotenziale. ESU-services Ltd. im Auftrag des BAFU: Uster, CH; 2012.

6 De Cabo, R. et al. Effects of intermittent fasting on health, aging, and disease. N Engl J Med, 2019; 381(26):2541-51.

7 Harvie, M. et al. The effect of intermittent energy and carbohydrate restriction v. daily energy restriction on weight loss and metabolic disease risk markers in overweight women. Br J Nutr, 2013; 110(8): 1534-47.

8 Hoppichler, F. Das metabolische Syndrom: Epidemiologie und Diagnose. Acta Medica Austriaca, 2004; 31(4): 130-2.

9 Eckel, R. Metabolisches Syndrom, Kapitel 236. In: Zeitz, M. et al.(2009) Harrisons Innere Medizin, Band 2 (17. Auflage). Berlin: Lehmanns Media.

10 Flegal, K.M. et al. Association of All-Cause Mortality With Overweight and Obesity Using Standard Body Mass Index Categories: A Systematic Review and Meta-analysis. JAMA, 2013; 309(1): 71-82.

11 *Hirschfeld, J. et al (2008) Klimaretter Bio? Der foodwatch-Report über den Treibhauseffekt von konventioneller und ökologischer Landwirtschaft in Deutschland. In: Foodwatch e.V. Online: https://www.foodwatch.org/uploads/media/foodwatch-Report_Klimaretter-Bio_20080825_01. pdf (abgerufen am 15.12.2021).*

12 *Antibiotika in der Landwirtschaft und antibiotikaresistente Keime. In: Global 2000. Online: https://www.global2000.at/antibiotikaresistente-keime (abgerufen am 15.12.2021).*

13 *Carrington, D. (2018) Humans just 0.01 % of all life but have destroyed 83 % of wild mammals – study. In: The Guardian. Online: https://www.theguardian.com/environment/2018/may/21/ human-race-just-001-of-all-life-but-has-destroyed-over-80-of-wild-mammals-study?CMP=twt_a-environment_b-gdneco (abgerufen am 15.12.2021).*

14 *Bar-On, Y.M. et al. The biomass distribution on Earth. PNAS, 2018; 115(25): 6506-11.*

15 *Braunisch, S. et al (2019) Wie viel Fleisch die Österreicher essen – und warum es zu viel ist. Rechercheartikel Addendum. Online: https://www.addendum.org/fleisch/fleischkonsum-in-oesterreich/ (abgerufen am 21.3.2022).*

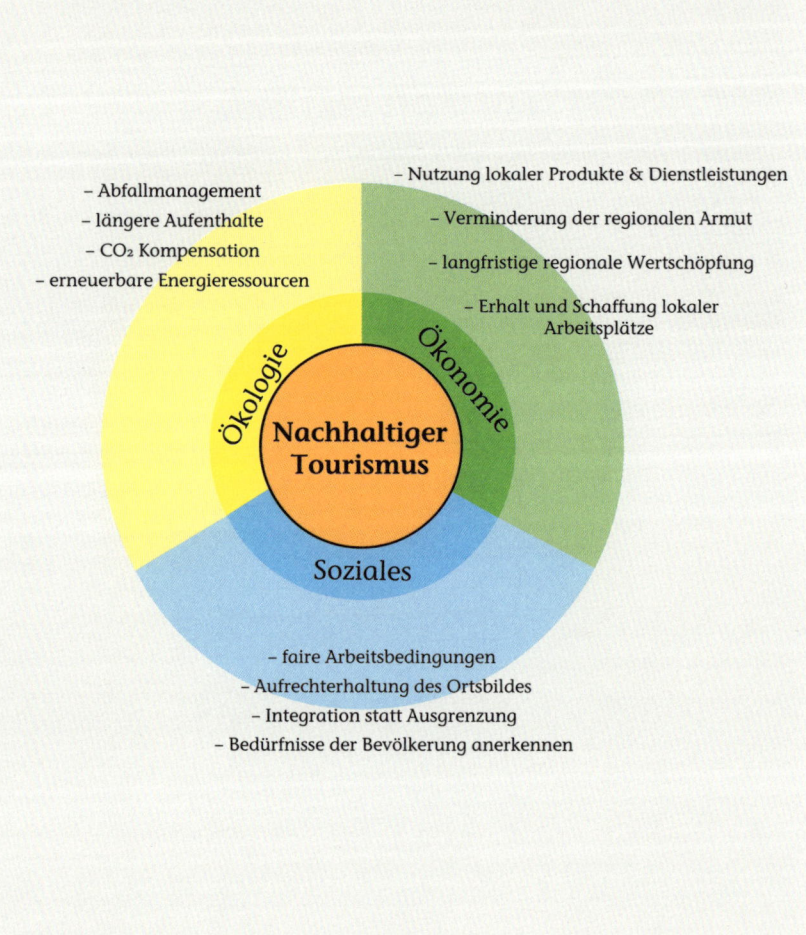

– Abfallmanagement
– längere Aufenthalte
– CO₂ Kompensation
– erneuerbare Energieressourcen

– Nutzung lokaler Produkte & Dienstleistungen

– Verminderung der regionalen Armut

– langfristige regionale Wertschöpfung

– Erhalt und Schaffung lokaler
  Arbeitsplätze

Ökologie

Ökonomie

Nachhaltiger Tourismus

Soziales

– faire Arbeitsbedingungen
– Aufrechterhaltung des Ortsbildes
– Integration statt Ausgrenzung
– Bedürfnisse der Bevölkerung anerkennen

Der Nachhaltigkeitsgedanke ist geprägt von den Kernbereichen Ökologie, Ökonomie und Soziales. Im Tourismus wird in den nächsten Jahren ein Umdenken und Handeln notwendig sein und kein Stein auf dem anderen bleiben.

URLAUB & GESUNDHEIT

06

A us medizinischer Sicht benötigt der menschliche Körper und Geist
einerseits Anspannung und Tätigkeit, andererseits Entspannung
und Erholung. Dies gilt für den Tagesrhythmus genauso wie für den
Jahresrhythmus.

Der Urlaub hat sich in seinem heutigen zeitlichen Umfang erst nach
und nach entwickelt – und zwar lange nach dem Beginn der Industria-
lisierung. Die ersten tarifvertraglichen Urlaubsregelungen aus Deutschland stammen aus dem Jahr 1903.[1,2] Aktuell dominiert in der Freizeit
nicht mehr das Prinzip „Erholung", sondern das Prinzip „Stress". Aus
Sicht des Konsumenten wird Erholung gewünscht, aber aus Sicht der
Anbieter und der Industrie ein „Geschäftsmodell" geboten, noch dazu
mit der Begleiterscheinung einer schwerwiegenden Umweltbelastung.
Vor wenigen Jahrzehnten hat ein durchschnittlicher Erholungsurlaub
noch drei Wochen am Stück gedauert. Diese Urlaubzeit hat sich seitdem
laufend verkürzt, etwa um durchschnittlich zwei Tage pro Jahrzehnt.
Heute werden statt eines langen, erholsamen Haupturlaubs in der
gleichen Zeit mehrere Reisen auf der ganzen Welt mit sehr viel Unruhe
und Anstrengungen konsumiert.[3]

Das heutige Freizeitverhalten weist auf eine deutliche Leistungs-orientierung hin, ohne dass sich immer Befriedigung oder Erholung einstellt. Leidtragend ist der Mensch selbst und im besonderen Ausmaß die Umwelt. Nicht ohne Grund sprechen wir heute von einer Tourismus-industrie – ein industrielles und kein menschliches oder existenzielles Unterfangen. Die industrielle Fertigung verlangt nach Standardisierung und Massenproduktion. Falls es nicht gelingt, Rabatte und Preisvorteile des Massentourismus als Abgaben für die Umwelt umzulenken und die negativen Umwelteffekte zu neutralisieren, wird sich dieser wie ein Heuschreckenschwarm über die ganze Welt ausbreiten und sie zerstören. Auch beim Thema Reisen ist es in Zukunft notwendig, die genaue Umweltbelastung auszuweisen und die dadurch entstehenden Kosten einzufordern.

Vergleicht man das heutige Urlaubsverhalten mit einer Erkrankung, so findet sich die treffendste Übereinstimmung mit dem „manischen Syndrom".[4] Bei dieser Erkrankung laufen Körper und Geist auf Hoch-touren, man benötigt über Tage und wenige Wochen kaum oder keinen Schlaf, und es endet schlussendlich mit der totalen Erschöpfung. Es besteht selten eine Krankheitseinsicht der betroffenen Person. Die Erkrankung erfüllt oft die drei typischen Wahnkriterien, nämlich dass das Verhalten eines Menschen irreal, kritiklos und unkorrigierbar ist.

Das manische Syndrom ist schwer behandelbar. Früher kamen Elektroschocks zum Einsatz, heute erfolgt die Therapie mit Medika-menten und oft lebenslanger Gesprächstherapie mit unterschiedlichem Erfolg.[5] Beim manischen Urlaubssyndrom liegt eine entscheidende Möglichkeit in der Prophylaxe, wobei alle Beteiligten in ihrer Verant-wortung gefordert sind. Wir müssen uns alle die Frage stellen, ob neben den wirtschaftlichen Aspekten auch die Gesundheits- und Umwelt-förderung für den Urlaub gleichrangige Werte sind.

Reisen zu machen, Freizeit zu haben, sich frei und weltweit bewegen zu können, diese Entwicklung ist erst in den letzten Jahrzehnten als

Massenphänomen wirksam geworden. Urlaubsziele, die der Gesundheit und der Umwelt dienen, sind knapper geworden. Immer öfter existiert der Selbstzweck des Bewegens und der Mobilität. Auf viele Erholungssuchende scheint der Satz des Kabarettisten Helmut Qualtinger zuzutreffen: „Ich weiß zwar nicht, wo ich hinfahre, aber dafür bin ich schneller dort." Geboten wird ein Urlaubstraum, gefunden wird ein Albtraum. Vielfache Versuche, irgendwann doch noch das Urlaubsglück zu finden, münden im manischen Urlaubssyndrom. Die Nebenwirkungen wie menschliche Unzufriedenheit, Krankheit, Ressourcenverschwendung und Umweltzerstörung sind dabei dramatisch. Auch hier kann jeder selbst den Versuch einer Diagnose machen, nämlich zu prüfen, ob jeder Urlaub das körperliche, seelische und geistige Wohlbefinden verbessert hat und gerecht zur Umwelt war. Falls dies in einem oder mehreren Urlauben nicht zutrifft, könnte die Therapie dann vielleicht lauten, den Urlaub gezielt anders zu planen?

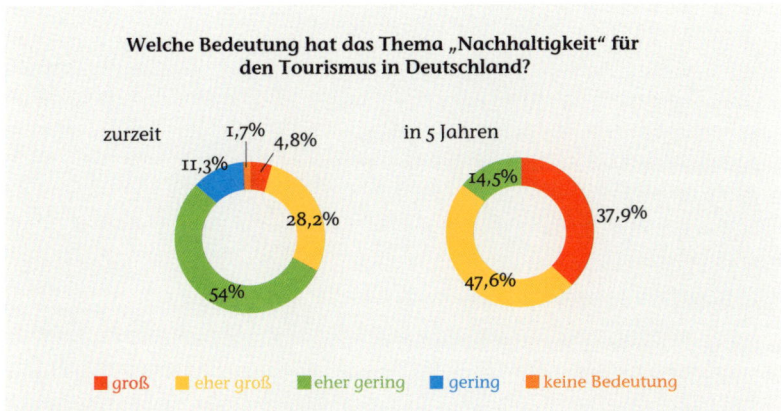

Das Schema zeigt, wie sich das Thema Nachhaltigkeit im Tourismus in Deutschland verändert: Ist heute Nachhaltigkeit mit etwa 33 % in der Minderheit, so wird es sich in einer kurzen Zeit massiv verändern. In fünf Jahren werden 85,5 % das Thema als bedeutend einstufen. [6]

Referenzen

1 Bender, T. (2015) Bezahlter Erholungsurlaub – eine Errungenschaft der Gewerkschaften. In: DGB Rechtsschutz GmbH. Online: https://www.dgbrechtsschutz.de/fuer/arbeitnehmer/themen/beitrag/ansicht/arbeitnehmer/bezahlter-erholungsurlaub-eine-errungenschaft-der-gewerkschaften/details/anzeige/ (abgerufen am 21.3.2022).

2 Von Liebe, S. (2019) Die Erfindung der Ferien: Geschichte einer wunderbaren Zeit. In: BR24 Bayrischer Rundfunk. Online: https://www.br.de/nachrichten/wissen/die-erfindung-der-ferien-geschichte-einer-wunderbaren-zeit,RXbVi7U (abgerufen am 21.3.2022).

3 Reisedauer 2020. In: Stiftung für Zukunftsfragen, Tourismusanalyse 2021. Online: http://www.tourismusanalyse.de/zahlen/daten/statistik/tourismus-urlaub-reisen/2021/reisedauer-2020 (abgerufen am 11.1.2022).

4 Faust, V. (1997) Manie. Eine allgemeine Einführung in die Diagnose, Therapie und Prophylaxe der krankhaften Hochstimmung. Stuttgart: Enke-Verlag.

5 Petzold, J. et al. Therapie der Manie. PSYCH up2date, 2016; 10(4): 307-21.

6 Mascontour GmbH. (2015) Untersuchung deutscher Tourismusdestinationen zum Nachhaltigen Tourismus, Gesamtstudie. Online: https://www.mascontour.info/images/PDF/1_mascontour_Gesamtstudie_Nachhaltiger_Tourismus.pdf (abgerufen am 11.1.2022).

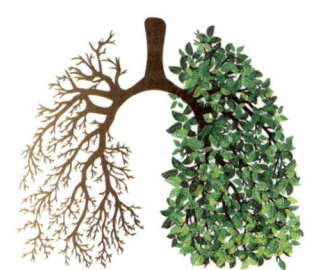

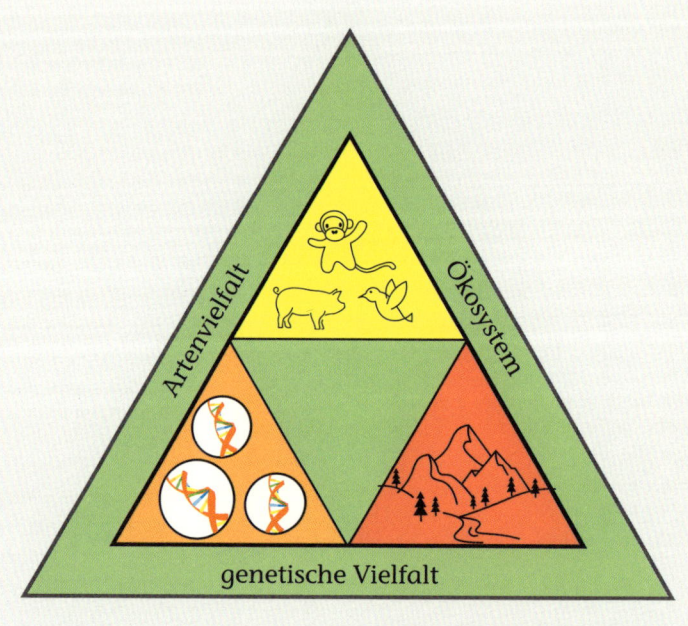

Biodiversität beschreibt die biologische Reichhaltigkeit des Lebens – die genetische Vielfalt, die Arten- und Ökosystemvielfalt. Jede Form von Leben ist untrennbar miteinander verbunden und für das Leben auf der Erde von großer Bedeutung. [1,2]

44

NATURSCHUTZRÄUME & ARTENSCHUTZ, VIELFALT & LEBEN

07

Auf der Welt gibt es rund neun Millionen Pflanzen- und Tierarten.[3-5] Diese Vielfalt ist heute stark gefährdet. 30 % sind in Gefahr, und 10 % sind vom Aussterben bedroht.[6] Der Platz, der ihnen zur Verfügung steht, wird immer kleiner. Der Mensch hingegen fordert immer mehr Raum für sich und drängt Pflanzen und Tiere zurück. Darüber hinaus führen Temperaturanstieg, Klimaänderung und Umweltverschmutzung zu einer Bedrohung des Tier- und Pflanzenlebens.

Kann der Mensch auch mit weniger Pflanzen und Tieren auskommen? Wie ist hier der Vergleich mit der Medizin und der Biologie? Jede einzelne Person zeichnet sich durch Reichhaltigkeit aus. So besteht ein Mensch aus vielen unterschiedlichen Organen, die sich wieder aus sehr vielen unterschiedlichen Zellen zusammensetzen. Rein biologisch existiert somit bei jedem Einzelnen eine Fülle an biologischen Bausteinen. Verändert sich diese krankhaft, indem ein und dieselbe Zelle den gesamten Körper beherrscht und überwuchert, so nennt man diese Erkrankung Krebs. Ab einem gewissen Zeitpunkt ist eine solche Monokultur nicht mehr mit dem Leben vereinbar.

Des Weiteren besitzt der Mensch diverse Sinnesorgane. Man stelle sich vor, er wäre auf ein einziges Sinnesorgan angewiesen, zum Beispiel den Geruchssinn oder den Tastsinn – ein Überleben wäre kaum vorstellbar. Eine weitere Vielfalt im menschlichen Leben bietet die Konstruktion des Gehirns. Eine breite Palette an Funktionseinheiten, die auf komplexeste Weise miteinander verbunden sind, erlaubt ein vielfältiges Leben. Gehen hier Verbindungen oder Verknüpfungen verloren, so führt dies zu einer schweren Funktionsbeeinträchtigung. Demenzkranke verspüren genauso Schmerzen wie Gesunde, können dies aber aufgrund der reduzierten oder fehlenden Verbindungen zwischen den Funktionseinheiten im Gehirn nicht mehr artikulieren und mitteilen. Ebenso gilt diese Reichhaltigkeit für den Menschen auch im seelischen und geistigen Leben, denn typisch für psychische oder Geisteskrankheiten ist der Verlust von Vielfalt. Personen, die nur mehr eine einzige Gefühlsregung haben oder nur einen einzigen, immer gleichen Gedanken fassen können, sind schwer krank und oft ohne fremde Hilfe nicht mehr lebensfähig.

Wie ist es mit der Umwelt? Wir wissen, dass mit zehn verschiedenen Pflanzensorten 70 % der Bevölkerung ernährt werden kann.[7] Ein ordentliches Wachstum dieser Monokulturen wir erst durch eine Vielfalt an zusätzlichen Organismen ermöglicht. Diese leben entweder in der Luft, um die Pflanzen zu bestäuben, oder am Boden, um diesen für die Bewirtschaftung aufzubereiten. Mit zusätzlicher chemischer Unterstützung fressen sich die Monokulturen in die gesunde Landschaft. Viel besser wäre es, wenn sich die Landwirtschaft von der Beschränkung auf zehn Sorten verabschieden und eine Vielzahl an Pflanzen anbauen würde.

Benötigen wir überhaupt so viele verschiedene Pflanzen und Tiere? Diese Frage kann eindeutig mit „Ja" beantwortet werden. Die Wissenschaft diskutiert derzeit noch das Ausmaß, auf wie viel pflanzliche und tierische Vielfalt verzichtet werden kann. Dass aber ab einem gewissen Punkt der Verlust an Fülle in der Pflanzen- und Tierwelt für die Menschheit lebensgefährlich wird, gilt heute als gesichert.

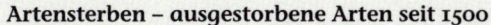

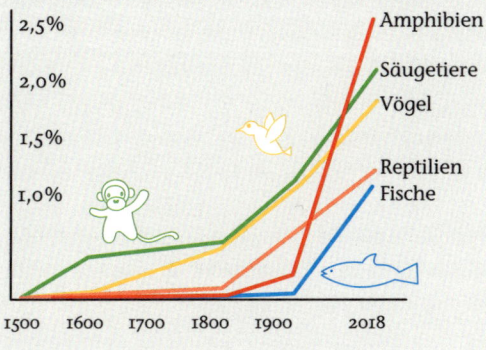

Der Weltbiodiversitätsrat (IPBES) warnt in einem Bericht über die Tier- und Pflanzenarten vor dem akuten Artensterben auf der Erde. Die Aussterberate nimmt immer weiter zu, die Natur ist stark bedroht, der Mensch schädigt mit seinen Handlungen massiv die Artenvielfalt.[8]

Welche Prophylaxe oder Therapie gibt es, diese Reichhaltigkeit an Pflanzen und Tieren zu stabilisieren? Nationalparks und Naturparks sind Schutzzonen, die der Bedrohung des Artensterbens entgegenwirken können. Yellowstone ist der älteste Nationalpark der USA und wurde vor knapp 150 Jahren gegründet (1872).[9] Der älteste Park Deutschlands wurde erst knapp 100 Jahre später eingerichtet: der Nationalpark Bayerischer Wald.[10] Die meisten Parks sind im Laufe des vorigen Jahrhunderts entstanden. Die früheren Gründungen fokussierten sich auf landschaftliche und geologische Besonderheiten sowie Naturschönheiten, der Artenschutz stand damals nicht im Vordergrund. Viele Staaten haben heute Nationalparks im Ausmaß von 3% bis 5% ihrer Fläche. Es gibt aber auch Staaten, die deutlich weniger Naturschutzzonen vorweisen können. Um die immer stärker in Bedrängnis kommende Natur zu unterstützen, müssen Schutzzonen dringend ausgebaut und erweitert werden.

Insgesamt gibt es mehr als 300 Nationalparks (NP) in Europa

Land	Anzahl NP	Geschützte Fläche ha	Anteil an Landesfläche
Belgien	1	5.750	0,19 %
Bulgarien	3	193.048	1,7 %
Dänemark	5	188.970	4,4 %
Deutschland	16	208.238	0,6 %
Estland	6	237.130	5,2 %
Finnland	40	879.630	2,6 %
Frankreich	8	905.588	1,7 %
Griechenland	12	696.000	3,6 %
Großbritannien	15	1.998.900	3,6 %
Irland	6	59.058	0,8 %
Island	3	1.240.700	12,1 %
Kroatien	8	99.420	1,8 %
Lettland	4	206.516	3,2 %
Litauen	5	155.487	2,4 %
Niederlande	21	164.930	4,0 %
Norwegen	47	6.536.500	17,0 %
Österreich	6	237.800	2,8 %
Polen	23	314.973	1,0 %
Portugal	1	70.290	0,8 %
Slowakei	9	369.032	7,5 %
Spanien	14	344.749	0,7 %

Liste ausgewählter europäischer Länder samt Anzahl der Nationalparks und deren Anteil an der Landesfläche. [11-14]

Wir wissen heute, dass Gesundheit und Umwelt eng zusammenhängen und unser Überleben von einer Vielfalt an Lebewesen abhängt. Ziel muss es sein, die Vielfalt der Lebewesen mit ihrer genetischen Fülle und deren Lebensräume zu sichern. Dieses globale Ziel kann nur durch eine gemeinsame Kraftanstrengung aller Bürgerinnen und Bürger erreicht werden.

Referenzen

1 *Biodiversität. In: Umweltbundesamt, 2014. Online: https://www.umweltbundesamt.de/das-uba/ was-wir-tun/forschen/umwelt-beobachten/biodiversitaet#umweltschutz-und-biodiversitat (abgerufen am 11.1.2022).*

2 *Biodiversität. In: Global2000. Online: https://www.global2000.at/themen/biodiversitaet (abgerufen am 11.1.2022).*

3 *Rote Liste – Zahl bedrohter Arten auf Rekordniveau. In: ORF, 2021. Online: https://orf.at/ stories/3227357/ (abgerufen am 11.1.2022).*

4 *Kongress Weltnaturschutzunion (IUCN), September 2021, Frankreich. Online: https://www. iucncongress2020.org/ (abgerufen am 11.1.2022).*

5 *IUCN red list of threatened species. In: IUCN. Online: https://www.iucnredlist.org/ (abgerufen am 11.1.2022).*

6 *UN-Konferenz – Warnung vor dramatischem Artensterben. In: ORF, 2021. Online: https://orf.at/ stories/3231953/ (abgerufen am 11.1.2021).*

7 *Lieberei, R. et al. (2012) Nutzpflanzen (8. Auflage). Stuttgart: Georg Thieme Verlag. S. 478.*

8 *Settele, J. (2019) Das „globale assessment" des IPBES. Präsentation zum Bundestag. https://www. de-ipbes.de/files/IPBES7_Praesentation_Bundestag_07052019.pdf (abgerufen am 11.1.2022).*

9 *Yellowstone National Park. In: National Park Service. Online: https://www.nps.gov/yell/index. htm (abgerufen am 11.1.2022).*

10 *Willkommen im Bayerischen Wald. In: Der Bayerische Wald. Online: https://www.bayerischerwald.de (abgerufen am 11.1.2022).*

11 *World Database on Protected Areas (WDPA). In: Protected Planet. Online: https://www. protectedplanet.net (abgerufen am 3.4.2022).*

12 *Greece – Main Details. In: Convention on Biological Diversity. Online: https://www.cbd.int/ countries/profile/?country=gr#nbsap (abgerufen am 3.4.2022).*

13 *Liste der Nationalparks. In: Wikipedia. Online: https://de.wikipedia.org/wiki/Liste_der_ Nationalparks (abgerufen am 3.4.2022).*

14 *Nationalparke. In: Bundesamt für Naturschutz, 2022. Online: https://www.bfn.de/nationalparke (abgerufen am 13.3.2022).*

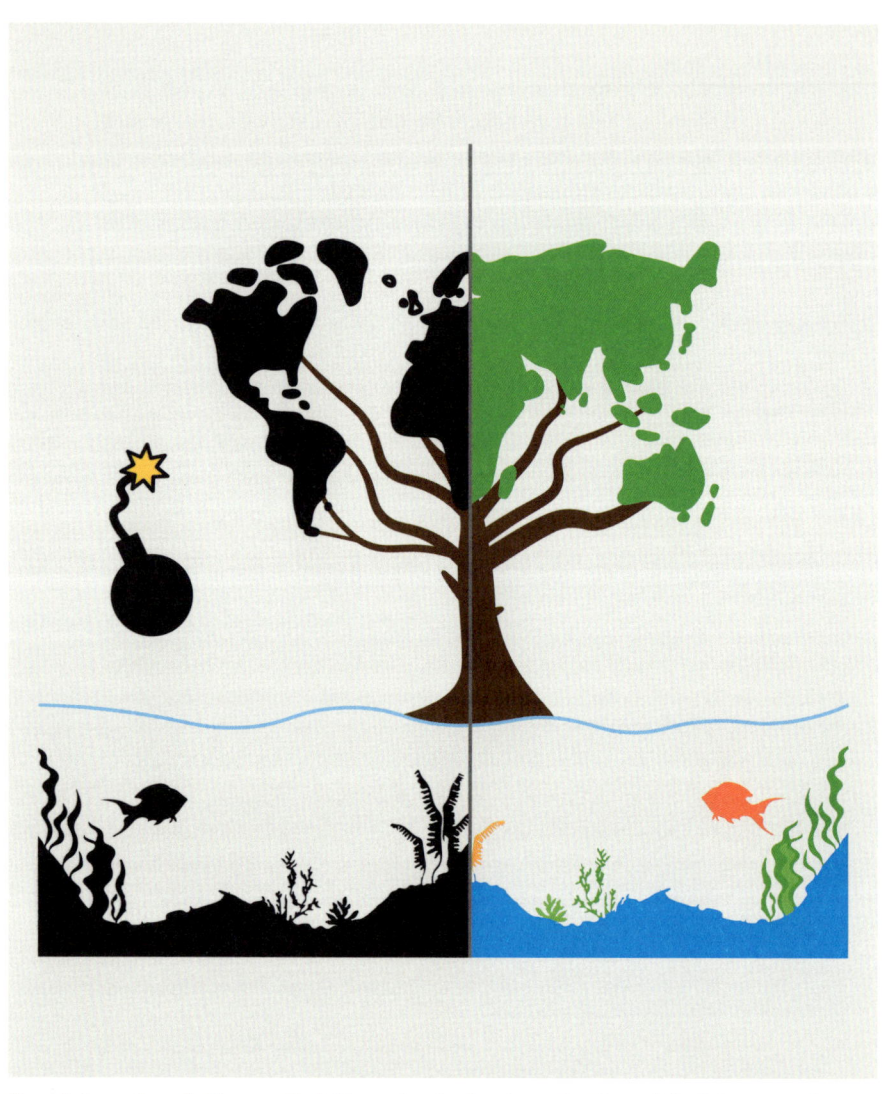

Der „Internationale Tag zur Verhütung der Ausbeutung der Umwelt in Kriegen und bewaffneten Konflikten" findet jedes Jahr am 6. November statt. Er wurde 2001 von den Vereinten Nationen ins Leben gerufen und soll eine Erinnerung sein, welche schwerwiegenden Folgen Krieg und Zerstörung für Menschen und Natur haben.[1]

KRIEG & POLYTRAUMA & MAGERSUCHT

08

D er Krieg, sagt der griechische Philosoph Heraklit, ist der Vater aller Dinge – ohne Krieg wären viele Entdeckungen, ja manchmal sogar bahnbrechende Entwicklungen undenkbar. Aber kann man deshalb von „positiven" Seiten eines Kriegs sprechen? Hätte ein Heraklit dieser Ansicht zu seiner Zeit fünf Jahrhunderte vor Christus zugestimmt?

Entwicklungen und Entdeckungen ziehen Produktionen nach sich. Produktionen schaffen nach traditioneller Ansicht eine Wertschöpfung, sie schaffen Arbeitsplätze. Im Falle der Waffenproduktion wird das dann noch ergänzt durch das Argument, erst das Gleichgewicht des Schreckens verhindere die Vernichtung der Welt. Eine recht kühle, geradezu unbeteiligte Aussage, denn über die Folgen eines „Lebens in Schrecken" wird nicht geforscht, und andere „kriegerische" Auseinandersetzungen finden trotzdem statt, oft mit den fadenscheinigsten und erbärmlichsten Argumenten.

Ich erinnere mich an eine spezielle Entdeckung in der jüngeren Kriegsgeschichte. Für eine höhere Durchschlagskraft von Geschossen wurden Projektile mit Uran ummantelt. Noch vor dem letzten Irakkrieg wurde diese Technik im Südirak getestet. Als Nebeneffekt entstand bei der Anwendung Uranstaub, der in der Umwelt liegen blieb. Die sehr kurze Strahlendistanz des Uranstaubs, normalerweise relativ harmlos, wurde allerdings nach dem Einatmen wirksam. Besonders Kinder waren davon betroffen und erkrankten in hoher Zahl an Leukämie.[2, 3]

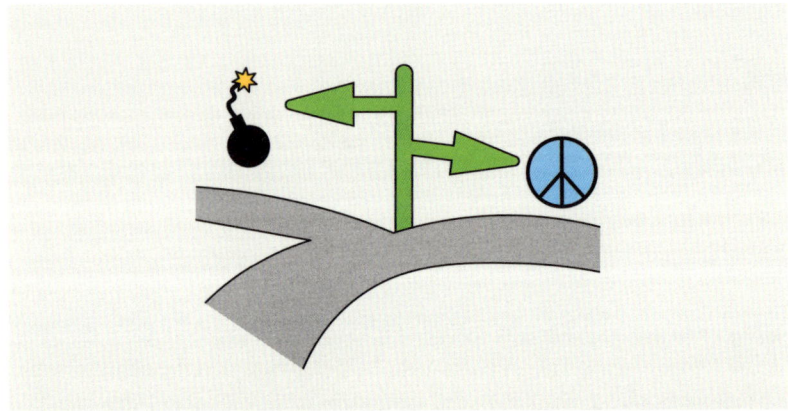

Jeder Mensch hat die Wahl zwischen Krieg und Frieden. Ziel muss es sein, ein friedliches Zusammenleben im Sinne der Menschen und der Umwelt zu finden.

Ist die Umweltbelastung durch Kriege so gering, dass sie vernachlässigt werden kann? Hat der dominante Kriegsbeteiligte den Krieg auch immer gewonnen? Hat der Kriegsgewinner immer langfristige Vorteile für sein Land, für die Menschen und für die Weiterentwicklung der Welt? Aus Umweltsicht belastet jeder Krieg die Ressourcen der gesamten Erde und daher ist jeder Krieg auch ein Weltkrieg der Umwelt.

Auf der Ebene des menschlichen Körpers kann der Krieg mit einem „Polytrauma" verglichen werden. Dabei entsteht ein plötzlicher großer Schaden an mehreren lebenswichtigen Systemen, der „repariert" werden, aber auch tödlich enden kann.[4] Neben dem organischen Vergleich sei auch ein Vergleich bezüglich der psychologischen Einstellung erlaubt. Hier bietet sich auf medizinischer Ebene die Erkrankung der „Magersucht"[5] an. Die magersüchtige Person meint, gesund, kräftig und stark zu sein und dass alles normal abläuft, doch hinter der fehlerhaften Selbstbewertung versteckt sich ein untergewichtiger und geschwächter Körper. Auf Basis dieses fehlerhaften Selbstbildnisses und der irrigen Selbsteinschätzung wird zusätzlich versucht, das vermeintliche Übergewicht zu reduzieren, beispielsweise durch strenges Fasten Die betroffene Person ist auch dafür bereit, ihr Leben einzusetzen. Darin stimmt die Magersucht mit dem Prinzip „Krieg" überein: in der absolut schiefliegenden Einschätzung aller subjektiven und objektiven Kriterien unter Ausblendung des Risikos für die eigene Existenz. Wie kann sonst erklärt werden, dass viele Kriege eine äußerst strittige Ausgangssituation bieten, dass Kriege trotz militärischer Dominanz verloren werden und dass ein Krieg völlig anders endet, als von den Experten und Fachleuten aus Militär und Politik herbeigewünscht wurde?

Wer für die Waffen- und Kriegsindustrie arbeitet, nützt allerhöchstens mittelbar dem Frieden und der Umwelt. Das Wirken dieser Menschen bereitet die Amputation vor, statt die Heilung eines entzündeten Arms oder Beins zu unterstützen. Für große Industrienationen ist es selbstverständlich, bestimmte Prozentsätze des Bruttosozialprodukts für Abschreckung und Kriegsvorbereitung zu verwenden. Die meisten Länder haben in ihren politischen Systemen dafür eigene Ministerien. Im letzten Jahrhundert wurden nahezu alle Kriegsministerien in Verteidigungsministerien umbenannt. Hat es seitdem mehr Verteidigungskriege und weniger Angriffskriege gegeben? Ist das Thema „Frieden" durch eine solche Umbenennung ausreichend unterstützt und aufgewertet? Oder sollte es doch besser Kriegs- und Friedensministerium heißen, oder sollen die zwei Themen getrennt betrieben werden?

Im Jahr 1901 wurde zum ersten Mal der Friedensnobelpreis verliehen, vier Jahre später erhielt ihn die erste Frau: die österreichische Pazifistin, Schriftstellerin und Friedensforscherin Bertha von Suttner; es wird vermutet, dass ihr Roman „Die Waffen nieder!" Anregung war für Alfred

Nobels Entscheidung eines Friedensnobelpreises.[6] Hat sich seitdem so viel geändert, dass das Konzept „Krieg" als letzte politische Lösung, bei dem es viel Zerstörung, viele Verlierer und wenig Gewinner, ausgedient hat?

Solange die Menschheit nicht aus den Folgen von Krieg und Zerstörung lernt und dabei auch nicht an die schwerwiegenden Konsequenzen für unsere Umwelt denkt, Umweltschäden nicht im Völker- oder Kriegsrecht verankert sind und hier die eindeutige Verantwortung des Aggressors fehlt, bewegen wir uns unaufhaltsam am Rande eines kollektiven Polytraumas. Ob das bessere Erkennen eines fehlerhaften Selbstbildnisses und einer abwegigen Selbsteinschätzung die Möglichkeit bietet, einen Krieg erst gar nicht in Bewegung zu setzen und den Umweltschutz als Friedensgrund zu sehen, ist eine Hoffnung für die Zukunft.

Referenzen

1 United Nations. International Day for Preventing the Exploitation of the Environment in War and Armed Conflict, 6 November. Online: https://www.un.org/en/observances/environment-in-war-protection-day (abgerufen am 11.1.2022).

2 Durakovic, A. Undiagnosed Illnesses and Radioactive Warfare. Croat Med J, 2003; 44(5): 520-32.

3 Bleise, A. et al. Properties, use and health effects of depleted uranium (DU): a general overview. J Environ Radioact, 2003; 64(2-3): 93-112.

4 Baker, S.P. et al. The injury severity score: a method for describing patients with multiple injuries and evaluating emergency care. The Journal of Trauma, 1974; 14(3): 187-96.

5 Fairburn, C.G. et al. Eating disorders. Lancet, 2003; 361(9355): 407-16.

6 Bertha von Suttner – Facts. In: The Nobel Prize. Nobel Prize Outreach AB 2022. Online: https://www.nobelprize.org/prizes/peace/1905/suttner/facts/ (abgerufen am 11.1.2022).

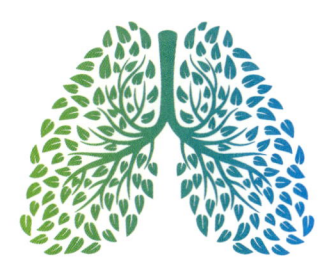

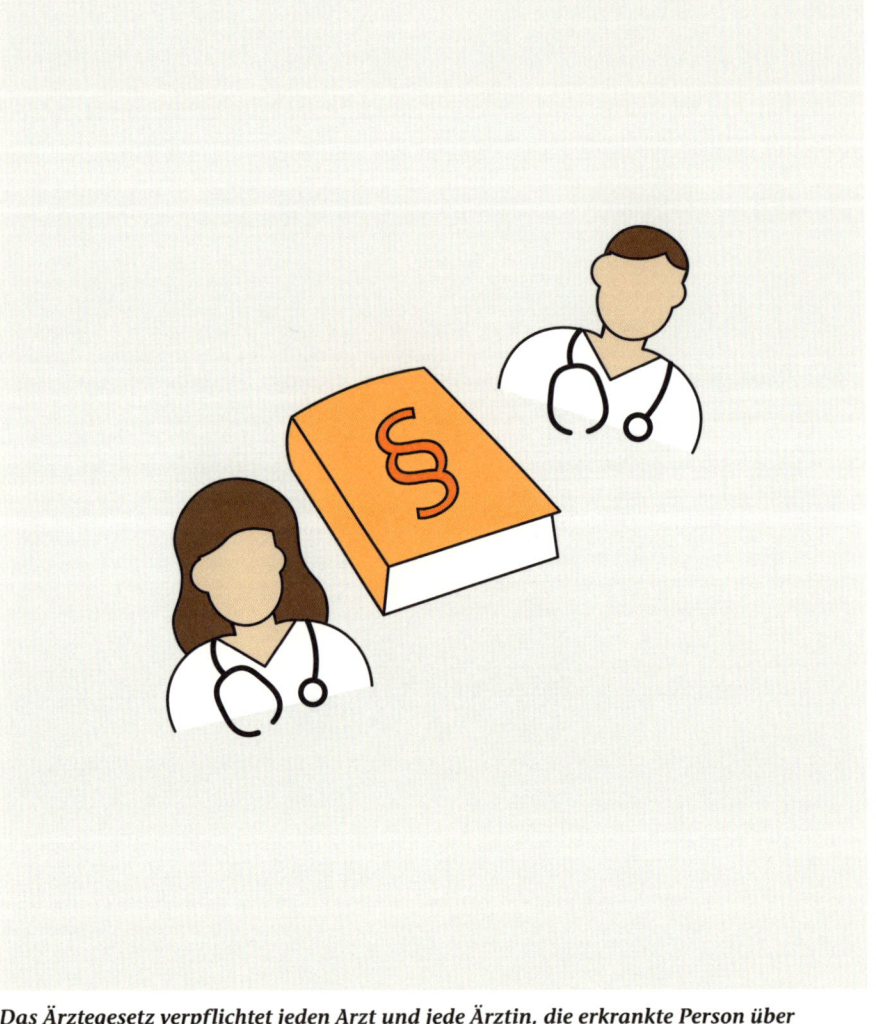

Das Ärztegesetz verpflichtet jeden Arzt und jede Ärztin, die erkrankte Person über Chancen und mögliche Risiken einer Behandlung aufzuklären. Dazu gehört auch die Dokumentation der Vorgeschichte, der Diagnose sowie der medizinischen Behandlungen.[1,2]

Aufklärungspflicht in Umwelt & Medizin

09

K ann jeder Mensch bei Umweltfragen selbst bestimmen? Hat jede Person die Möglichkeit, sich zu entscheiden, ob und in welchem Ausmaß die Umwelt beeinflusst wird? Liegt für eine solche Entscheidung die erforderliche Aufklärung vor? Auch in diesem Punkt, nämlich der Qualität der Information, lohnt sich ein Vergleich mit der Medizin. Bei der Verschreibung eines Medikaments bekommt man zuerst eine Aufklärung durch den Arzt, die Ärztin, vom Apotheker oder der Apothekerin. Darüber hinaus begleitet jedes Medikament ausführliche Informationen zu Wirkung und Nebenwirkung in Form des sogenannten Beipackzettels. Auch wenn Nebenwirkungen sehr selten und geringfügig sind, erfährt man eine genaue Aufklärung.

Die dafür notwendige Sprache ist so gewählt, dass sie von allen verstanden werden kann. Kommt es zu einem minimal invasiven oder einem chirurgischen Eingriff, so gibt es eine persönliche und eine schriftliche Aufklärung durch den Arzt oder die Ärztin sowie eine Einverständniserklärung per Unterschrift durch die erkrankte Person. Dieser Prozess ist gesetzlich geregelt.[1,2] Darüber hinaus erlauben und fördern die

Patientenrechte einen aufgeklärten und wissenden Menschen, der sich aktiv in den Behandlungsvertrag einbringt. Zur sicheren und allgemeinen Verständlichkeit sind Aufklärungsbögen zum Beispiel in den USA im Sinne einer sechsten Schulstufe gestaltet.[3] Jede medizinische Information ist sehr gut verständlich, sehr detailliert und auch sehr individuell, da jede Medizin als persönliche Einzelanfertigung gesehen wird. Eine vergleichbare Aufklärungsqualität wie in der Medizin wäre auch für die Umwelt wünschenswert.

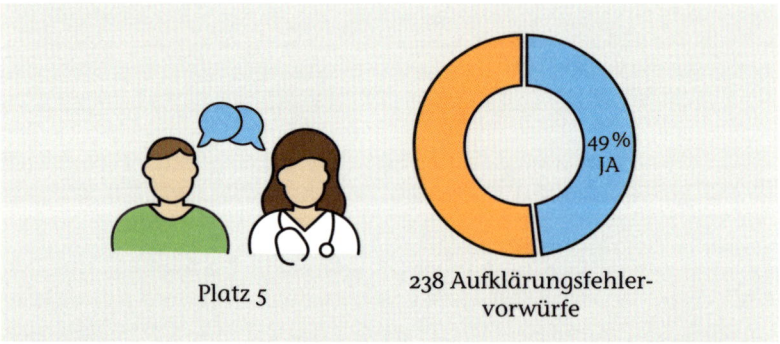

Platz 5

238 Aufklärungsfehler-vorwürfe

49 % JA

Bei der Informations- und Aufklärungspflicht in der Medizin nimmt die Qualitätskontrolle einen wichtigen Platz ein: Im Jahr 2018 wurde in einer Erhebung durch den Medizinischen Dienst der Krankenversicherung (MDK) in Deutschland die fehlende Aufklärung und Risikoanalyse bei Patientengesprächen auf Platz 5 gereiht. Bei 238 gemeldeten Aufklärungsvorwürfen wurden schlussendlich 116 (48,7 %) davon bestätigt. Aufklärung und Beratung müssen intensiviert und ausgebaut werden. Sie sind wesentliche Bausteine für den sogenannten mündigen Patienten – sie helfen, medizinische Fehler zu minimieren, und verhelfen zu einer noch aufmerksamer geführten Therapie.[4, 5]

Ohne einer klar definierten Informationsstrategie wie in der Medizin werden heute Mitteilungen bevorzugt oft in den sozialen Medien ausgetauscht. Eine wissenschaftliche Untersuchung gibt es zum Beispiel zur Aufklärungsqualität für die Impfung gegen Gebärmutterhalskrebs in Japan. Nach der Einführung dieser Impfung waren etwa 70 % der infrage kommenden Japanerinnen geimpft. Aktuell ist diese Impfrate aufgrund negativer Kommunikation auf 1 % gesunken.[6] Eine Auswertung bei diesem Thema hat gezeigt, dass die Angaben in den sozialen Medien zum größeren Teil falsch sind. Das Verhältnis ist bei dieser Studie eins zu sechs, was bedeutet, dass auf eine richtige Information sechs falsche Informationen kommen.[7] Auch die Umwelt betreffend existieren solche Falschmeldungen wie beispielsweise die, es gäbe keine Erderwärmung, es gäbe keine höhere Rate an Umweltkatastrophen oder keine extremen Wetterlagen, es gäbe keine Umweltverschmutzung und es gäbe keine CO_2-Erhöhung.

Wie ist es mit der Qualität einer Information von Produkten und Prozessen, die einen Einfluss auf die Umwelt nehmen? Gibt es bei der Umwelt eine Aufklärungspflicht wie in der Medizin? Wahrscheinlich muss man diese Fragen zurzeit noch mit „nein" beantworten. Ohne die Menschen und Institutionen mit ausreichenden Nachrichten einer Beeinflussung der Umwelt zu versorgen, kann keine bessere und umweltschonendere Entscheidung entstehen. Nur der gut aufgeklärte Mensch kann sich aktiv an einer Verbesserung der Umweltsituation beteiligen. Nehmen wir die medizinische Aufklärungspolitik als Vorbild, um dies auch für unsere Umwelt zu verbessern.

Referenzen

1 Ärztegesetz 1998, Fassung vom 24.11.2021, §51 Dokumentationspflicht und Auskunftserteilung. In: RIS Rechtsinformationssystem des Bundes. Online: https://www.ris.bka.gv.at/GeltendeFassung. wxe?Abfrage=Bundesnormen&Gesetzesnummer=10011138 (abgerufen am 11.1.2022).

2 BGB Bürgerliches Gesetzbuch, Patientenrechtsgesetz § 630 a-h. In: Juraforum. Online: https:// www.juraforum.de/gesetze/bgb/ (abgerufen am 11.1.2022).

3 Hyunsoo P. et al. Readability of Lumbar Spine MRI Reports: Will Patients Understand? American Journal of Roentgenology, 2019; 212(3): 602-6.

4 Bundesärztekammer. Behandlungsfehler-Statistik der Gutachterkommissionen und Schlichtungsstellen 2018. Online: https://www.bundesaerztekammer.de/patienten/gutachterkommissionen-schlichtungsstellen/behandlungsfehler-statistik/2018/ (abgerufen am 11.1.2022).

5 MDS Medizinischer Dienst des Spitzenverbandes, Bund der Krankenkassen. Behandlungsfehler-Begutachtung der MDK-Gemeinschaft, Jahresstatistik 2018. Online: https://www. medizinischerdienst.de/fileadmin/MDK-zentraler-Ordner/Downloads/18_Meldungen/19-05-16_ PK_BHF_2018/7_BHF-Jahresstatistik-2018.pdf (abgerufen am 11.1.2022).

6 Hanley, S.J. et al. HPV vaccination crisis in Japan. The Lancet, 2015; 385(9987): 2571.

7 Deutscher Röntgenkongress, Eröffnungsveranstaltung mit Ranga Yogeshwar, 31.5.2019, Leipzig.

Bildung von Umweltthemen

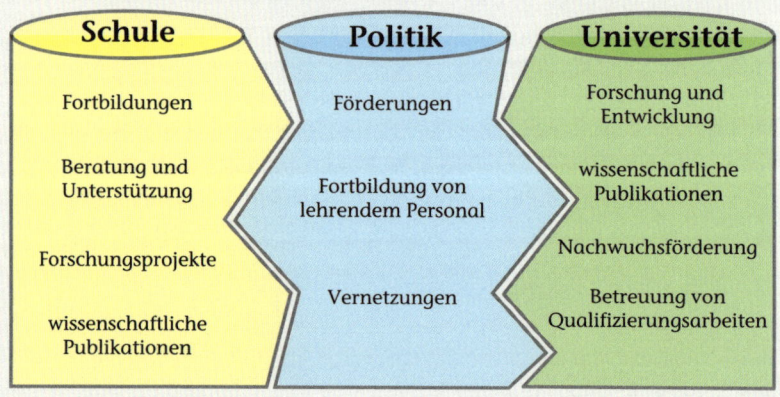

Schule

Fortbildungen

Beratung und
Unterstützung

Forschungsprojekte

wissenschaftliche
Publikationen

Politik

Förderungen

Fortbildung von
lehrendem Personal

Vernetzungen

Universität

Forschung und
Entwicklung

wissenschaftliche
Publikationen

Nachwuchsförderung

Betreuung von
Qualifizierungsarbeiten

Die Umwelt- und Klimapolitik ist trotz steigender Besorgnis noch nicht ausreichend in den Schulen und Universitäten angekommen. Eine Etablierung dieser Themen in Bildung und Wissenschaft wird für eine nachhaltige Verbesserung der Umweltproblematik unumgänglich sein. Die Abbildung zeigt, wie die Bildungsaufgaben verschiedener Institutionen verzahnt sind.[1]

MEDIZINISCHE AUSBILDUNG & UMWELTBILDUNG

10

Für die Ausbildung in der Medizin und in Umweltthemen gelten vergleichbare Parameter. Ein wichtiges Prinzip der Medizin, geradezu ihr Axiom, ist „Helfen". Helfen kann Heilen bedeuten. Wenn kein Heilen möglich ist, bedeutet Helfen auch Verbessern. Dort, wo keine Besserung möglich ist, bedeutet Medizin aber auch Linderung. Dafür verfügt die Medizin über ein Wissen, welches über Jahrhunderte und Jahrtausende gewachsen ist. So ist die lateinische Sprache noch immer in der Medizin vertreten.

Was die Medizin besonders auszeichnet, ist eine kontinuierliche Entwicklung basierend auf wissenschaftlichen Erkenntnissen und eine Verbesserung mit immer neueren und besseren Diagnose- und Therapiemöglichkeiten. Mittlerweile gibt es Dutzende Fachbereiche und Hunderte medizinische Berufe. Die Medizintechnik hat sich zu einem leistungsfähigen Sektor entwickelt. Schafft es ein Thema, ausreichend wissenschaftlich behandelt zu werden, so ist auch die konkrete Umsetzung zu erwarten.

Medizinisch-wissenschaftliche Studien entstehen in einem weltweiten Wettbewerb, bei dem sich die bessere Idee durchsetzen soll, die höherwertige Publikation und damit die wirksamste Verbesserung. Dieses Wissen speist wiederum die medizinische Ausbildung in allen Ausprägungen und die medizinische Anwendung in allen Formen.

Die Zeitspanne von der Erforschung medizinischer Probleme über den Erkenntnisgewinn bis zu ihrer Umsetzung in anwendbare Technologie ist manchmal atemberaubend – heutzutage umfasst diese Phase manchmal nur Monate oder nur wenige Jahre. Nach einem Jahr COVID-19 gab es bereits unzählige wissenschaftliche Publikationen, die zur Entwicklung eines Impfstoffes und zur Bekämpfung der Pandemie beigetragen haben. Wie verhält sich dieser Faktor Geschwindigkeit im Bereich der Umweltwissenschaften?

Was darf man sich bei dieser Performance in der Medizin jetzt beim Thema „Umwelt" erwarten? Wird das Fach „Umwelt" in der Schule von der ersten bis zur letzten Klasse ausreichend und dem zukünftigen Stellenwert entsprechend unterrichtet? Ist das Umweltthema bereits an den Universitäten angekommen?

Selbst in den sogenannten hochentwickelten Ländern gibt es kein durchgehendes Schulfach zum Thema Umwelt. Wie lange können wir noch warten, um das wahrscheinlich wichtigste Fach für unsere Zukunft zu installieren? Ist das „interdisziplinäre Schwerpunktthema Umwelt" an den Universitäten zukunftssicher? Kann das Umweltthema an den Universitäten als Hauptfach dienen oder ist weiterhin eine Nebenrolle ausreichend? Darf sich die Umweltindustrie auf die kurzfristigeren, profitablen Themen konzentrieren oder wäre hier eine längerfristige Herangehensweise mit stärkeren Universitäten nicht das langfristig bessere Konzept? Die Umwelt darf kein Spielball sein, weder tagespolitisch noch in weiterer Zukunft, sie muss eine konsequente und ernsthafte Verbesserung und auch Heilung erfahren. Um dies zu ermöglichen, können nur Bildung und Wissenschaft als langfristige und nachhaltige Werkzeuge im Kampf gegen die Zerstörung unserer Welt helfen.

Referenzen

1 Universität Wien – Österreichisches Kompetenzzentrum für Didaktik der Chemie. Aufgaben und Ziele. Online: https://aeccc.univie.ac.at/ueber-uns/aufgaben-und-ziele/ (abgerufen am 11.1.2022).

AUSKLANG

Sie sind in diesem Buch mit einer komplexen Materie in Berührung gekommen, die Sie vielleicht zum Nachdenken angeregt hat. Ein Vorschlag: Nehmen Sie sich etwas Zeit für eine Nachlese! Notieren Sie hier Ihre Ideen, Ihre Assoziationen, Ihre Gedanken und Anregungen, die Sie aus diesem Buch mitgenommen haben. Durch das Aufschreiben geschieht etwas ganz Wichtiges: Das Gelesene wird viel besser im Gedächtnis verankert, und Ihre Beschäftigung mit dem Zusammenhang von „Umwelt und Medizin" wechselt in eine noch aktivere Phase.

Was kann ich konkret in meinem privaten, beruflichen oder öffentlichen Leben für dieses Thema machen? Wesentlich wahrscheinlicher wird die eigene Aktion, wenn ich sie hier aufschreibe.

Im privaten Leben wäre ein Vorschlag, einfach einmal etwas anders zu machen als bisher, zum Beispiel beim Einkaufen, Essen oder im Urlaub.

I m beruflichen Umfeld würde jedes Eintreten für die Umwelt einen viel größeren Effekt aufweisen: etwa um den Faktor vier, verglichen mit dem privaten Bereich. Beispielsweise könnte ich meinen Dienstgeber oder meinen Betriebsrat fragen, wie die CO_2-Werte und sonstigen Umweltziele des Betriebes sind und wie ich sie dabei unterstützen kann? Welche Ideen habe ich sonst noch dazu?

W elche Themen und Aktivitäten sind mir mit meiner Familie, mit meinen Freunden und im öffentlichen Leben wichtig?

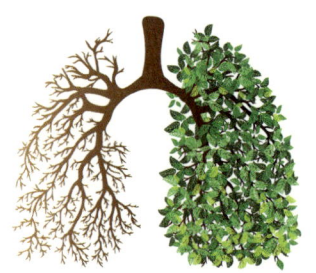